中国公共治理与公共管理学术研究文库

■ 2018年度国家卫生和计划生育委员会（现为国家卫生健康委员会）中英全球卫生支持项目"中国全球卫生网络政策性研究课题之抗生素耐药性的全球治理和重点国家的参与情况及对我国的启示"（编号：GHSP-CS-OP3-V02）成果

抗微生物耐药
全球治理模式及中国启示

刘晨曦　张新平 ◎ 著

*Global Governance Model of Antimicrobial Resistance
and Its Implications for China*

华中科技大学出版社
http://www.hustp.com
中国·武汉

内容简介

抗微生物耐药已经成为威胁全球健康的重大公共卫生和社会问题。中国作为抗菌药物消费量较多和抗微生物耐药率增长较快的国家,解决抗微生物耐药问题已经成为我国各级政府和普通民众普遍关心的问题。在全球化和"一个健康"背景下,抗微生物耐药问题涉及各个国家、地区和组织,同时囊括农业、畜牧业、医疗行业等多部门协调和合作。中国如何构建符合自身特点的抗微生物耐药问题治理模式,如何在全球视角下扮演自己在抗微生物耐药问题中的角色,以及未来发挥的作用,都是亟待解决的问题。

基于此,本书面向普通民众、学术研究者、一线临床医生、各级卫生行政部门和政策制定者。旨在总结全球主要国家和组织及其之间对抗微生物耐药问题的治理模式,尤其关注治理内容及合作机制。结合实际情况,提出针对中国的抗微生物耐药治理模式。在呈现丰富的全球治理模式和经验的基础上,帮助读者深入理解抗微生物耐药问题的综合治理难度,并为未来解决抗微生物耐药问题面临的挑战提供可参考的方案。

图书在版编目(CIP)数据

抗微生物耐药全球治理模式及中国启示/刘晨曦,张新平著. —武汉:华中科技大学出版社,2021.7

(中国公共治理与公共管理学术研究文库)

ISBN 978-7-5680-7359-2

Ⅰ. ①抗… Ⅱ. ①刘… ②张… Ⅲ. ①生物制品-抗药性-研究-中国 Ⅳ. ①R977

中国版本图书馆 CIP 数据核字(2021)第 142359 号

抗微生物耐药全球治理模式及中国启示　　　　　　　　　刘晨曦　张新平　著
Kang Weishengwu Naiyao Quanqiu Zhili Moshi ji Zhongguo Qishi

策划编辑:钱　坤　周晓方
责任编辑:余晓亮
封面设计:原色设计
责任校对:张汇娟
责任监印:周治超
出版发行:华中科技大学出版社(中国·武汉)　　　电话:(027)81321913
　　　　　武汉市东湖新技术开发区华工科技园　　　邮编:430223
录　　排:华中科技大学惠友文印中心
印　　刷:湖北恒泰印务有限公司
开　　本:710mm×1000mm　1/16
印　　张:10.5　插页:2
字　　数:200 千字
版　　次:2021 年 7 月第 1 版第 1 次印刷
定　　价:78.00 元

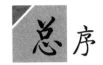

总 序

　　自 20 世纪 90 年代中后期公共管理作为独立学科在中国出现以来,公共管理学科就展现了其强盛的生命力。随着当代中国经济的快速、高效发展,各领域改革的深入推进与和谐社会建设步伐的明显加快,公共管理的作用越来越被社会所重视,中国公共管理已经成为中国社会科学研究的最大生长点之一。

　　中国人民大学行政管理学研究所原所长黄达强创办了国内第一个行政管理研究所,并培养了国内第一批行政管理学的硕士研究生。在国内,中国人民大学公共管理学院是中国公共管理学最主要的教学和研究基地。中国 MPA 学术委员会唯一顾问、中山大学夏书章教授是国内最早提出引进公共管理学教育的人,中山大学也是中国公共管理学兴起地之一。此外,北京大学、清华大学、南京大学、复旦大学、武汉大学、四川大学、浙江大学、吉林大学、南开大学、兰州大学等公共管理的学科建设都有很高的水平。

　　公共管理是以政府为核心的公共部门整合社会的各种力量,广泛运用政治的、经济的、管理的、法律的方法,强化政府的治理能力,提升政府绩效和公共服务品质,从而实现公共的福利与公共利益。公共管理作为公共行政和公共事务广大领域的一个组成部分,其重点在于将公共行政视为一门职业,将公共管理者视为这一职业的实践者。

　　西方发达国家公共管理理论与实践的日趋成熟、中国社会主义市场经济体制的不断完善、政府社会管理能力的不断提高以及政治改革呼声的高涨,对中国传统公共管理学研究提出了新的挑战和更高的要求。近年来,中国的公共管理学者们和实践家们立足国内变化着的公共管理现实,研究新情况、新问题、新热点、新趋势,凝练公共管理学研究视角,创新公共管理学研究方法,拓展公共管理学研究范围,归纳总结公共管理理论体系,形成了新时期诸多公共管理研究成果。

　　中国的公共管理学科经过 20 世纪 90 年代以来与行政改革和管理制度建设同步发展的过程,从无到有,经历了引进、消化、重建和大发展的阶段,在 200 多个高校中建立了公共管理系、所或学院。在全国 500 多家高校中设立了本科层次的公共管理类相关专业。如何将中国的公共管理学科建设与公共管理实践相结合,使之互相促进、相得益彰,是中国公共管理学人面临的重要挑战。自1985年原国家教委决定在中国大陆开办行政管理本科专业以来,中国的公共管理学科经历了快速的发展,表现为学科框架基本确定、教学体系初步形成、科学研究成绩斐然、实践价值日益显现、学术环境大为改善。在党的十八届三中、四中全会后,公共管理在国家治理体系中的重要性进一步凸显。

"中国公共治理与公共管理学术研究文库"在中国公共治理与公共管理发展的基础上,将我国众多高校名家、名人与中青年学术骨干在公共治理与公共管理领域的学术成果集中呈现。本系列丛书设立了编委会,由中国人民大学公共治理研究院政府与社会资本合作(PPP)研究中心主任、全国MPA教育指导委员会前秘书长朱立言教授任丛书主编,本着"成熟一本,编入一本"的原则,由华中科技大学出版社出版发行。本丛书旨在总结我国近年来公共管理学人的研究成果,完善我国公共治理与公共管理的研究基础,开创具有中国特色和本土化的公共治理与公共管理研究新领域。

胡晓东

2016 年 6 月

目 录

绪论

抗微生物耐药（antimicrobial resistance，AMR），又称抗生素耐药，是指细菌、病毒、真菌和寄生虫等微生物发生改变，使用于治疗它们所引起的感染的药物变得无效。[①] 此时，即认为出现了抗微生物耐药。而当微生物对多种抗微生物药物产生耐药时，它们常被称为"超级细菌"。

近年来，随着"超级细菌"的不断出现、微生物耐药比例的增长以及新型抗微生物药物研发的剧烈减少，抗微生物耐药问题已引起全球各个国家和国际组织的广泛关注，已经成为包括联合国、世界卫生组织（简称世卫组织）、G20等国际组织亟待解决的重大健康和经济议题[②]。

◆ 一、抗微生物耐药严重威胁全球健康及社会经济发展

具有耐药性的微生物或者"超级细菌"可能造成被感染者死亡或传播给他人，给人类健康带来严重危害。2016年全球抗微生物耐药报告指出，全球有超过70万人死于耐药微生物感染，如果没有有效措施遏制耐药菌的产生与传播，2050年世界范围内将会有约1000万人死于耐药微生物感染，超过癌症（约820万人）成为全球第一大死因[③]。

另外，耐药微生物同样会给个人及社会带来巨大的经济负担。感染耐药微生物的患者要花更长的住院时间和更高的医疗费用。美国每年因微生物耐药

---

① WHO. Antimicrobial resistance. [2020-05-29]. https://www.who.int/news-room/fact-sheets/detail/antimicrobial-resistance.

② WHO. Global action plan on antimicrobial resistance. Geneva：World Health Organization，2015.

③ O'Neill J. Tracking drug-resistant infections globally：Final report and recommendations. London：UK Government and the Wellcome Trust，2016.

在抗感染疾病治疗方面额外支出 200 亿美元[1][2]。据估计,截至 2050 年,全球因耐药微生物造成的经济损失将高达 100.2 万亿美元,占全球 GDP 的 2%～3.5%。

如何解决抗微生物耐药问题带来的全球健康和经济挑战,已经成为全球国际组织及各个国家的重中之重。

◆ 二、"一个健康"背景下的全球抗微生物耐药的治理模式

随着对抗微生物耐药问题理解的不断深入,抗微生物耐药的产生被认为是药物对微生物自然选择的过程。促进新型抗微生物药物的研发以及减缓微生物对已有药物耐药性的产生是解决该问题的主要措施[3]。然而,在近 30 年来抗微生物药物研发明显放缓的背景下,如何减缓微生物耐药性的发生已经成为解决抗微生物耐药问题的最主要手段。其中,促进抗微生物药物的合理使用,减缓药物对微生物的筛选以及耐药性的产生是核心关键措施。

然而,抗生素已经成为支持现代生活的重要内容之一,工业生产、畜牧业及医疗行业等各个方面都离不开抗生素的应用。而抗生素的不合理使用和过量使用在世界各地,各个方面普遍存在,这显著加速了抗微生物耐药的发生。仅中国 2013 年抗微生物药物的使用量已达 16.2 万吨,中国 97% 的手术患者和 80% 的住院患者接受抗微生物药物治疗。此外,中国的兽用抗生素使用量在 2013 年也达到了 8.4 万吨,居世界前列。近年来,全国细菌耐药监测网显示:中国的抗微生物耐药率增长速度居世界第一[4]。

如何促进抗微生物药物的普遍合理使用已经是涉及医疗、农林、畜牧、养殖、环境等多个领域的综合治理问题。另外,由于微生物传播、致病及传染病没有国界,抗微生物耐药与气候变暖、海洋污染等问题类似,同属于全球性问题,其治理同样需要通过多层次的、多种类型的国际合作来解决[5]。

在此背景下,"一个健康(One Health)"理念越来越被推崇用于抗微生物耐药问题的治理中。在国家内部,解决抗微生物耐药问题同样需要各部门的参与协同。此外,国际组织间、各国政府间的合作是解决全球抗微生物耐药问题的重要途径。

---

① Centres for Disease Control and Prevention. Antibiotic Resistant threats in the United States. Washington, DC: US Department of Health and Human Services, 2013.

② Smith R, Coast J. The true cost of antimicrobial resistance. British Medical Journal, 2013, 346: 1493.

③ Llor C, Bjerrum L. Antimicrobial resistance: Risk associated with antibiotic overuse and initiatives to reduce the problem. Therapeutic Advances in Drug Safety, 2014, 5(6): 229-241.

④ Li Y. China's misuse of antibiotics should be curbed. British Medical Journal, 2014, 348: 1083.

⑤ Yan X, Yang Y. The analysis of international relations. Beijing: Peking University Press, 2013.

许多国际组织和国家都积极应对抗微生物耐药带来的挑战,提出本国/地区行动计划并进行相应实践,包括世界卫生组织(WHO,World Health Organization)全球抗微生物耐药行动计划、美国抗微生物耐药国家行动计划、欧盟抗微生物耐药地区行动计划等。在国家合作方面,如世界卫生组织积极与联合国粮食与农业组织(FAO,The Food and Agriculture Organization)、世界动物卫生组织(OIE,World Organization for Animal Health)紧密合作对抗全球抗微生物耐药问题;美国与欧盟、挪威、加拿大创立抗微生物耐药问题跨大西洋工作组(TATFAR,Transatlantic Taskforce on Antimicrobial Resistance)应对抗微生物耐药带来的挑战等。

中国作为全球最大抗微生物药物消费国以及最大新兴经济体,是抗微生物耐药问题健康损失及经济损失的主要受害国之一。[1] 全国细菌耐药监测网显示,我国微生物耐药问题严重,抗微生物耐药率增长速度居世界第一,[2]我国每年因抗微生物药物滥用导致医疗费用增长约 800 亿元。同样,作为崛起中的大国,中国已成为参与全球健康治理和应对全球性健康挑战的主要国家之一,且一直是全球健康积极的倡导者和坚定的实践者,在双边、多边、地区和全球层面,已成为全球健康的重要国家行动体,承担着越来越多的大国责任,并取得了显著的成就。[3]

尽管我国政府高度重视抗微生物耐药问题,并于 2016 年 14 部委联合出台了《遏制细菌耐药国家行动计划(2016—2020 年)》[4],该行动计划旨在解决抗生素耐药给我国带来的严峻健康挑战及经济挑战,然而,如何构建适合中国国情的国内抗微生物耐药治理模式,并积极促进、参与全球抗微生物耐药治理工作,建立国际合作机制,减缓抗微生物耐药的发生仍是亟待解决的问题。

◆ 三、本书目标

基于以上内容,本书系统梳理全球抗微生物耐药综合治理主要实践资料,归纳并总结世界主要国家和国际组织治理模式及治理效果;立足于中国抗微生物耐药治理现状,结合上述抗微生物耐药治理经验,分析中国在全球抗微生物耐药治理中的角色、优势与劣势、机遇与挑战、突出的贡献,为中国自身及参与全球抗微生物耐药治理提供政策建议。

本书主要内容:

①国际组织的抗微生物耐药治理模式与多双边合作。

---

① O'Neill J. Tracking drug-resistant infections globally:Final report and recommendations. London:UK Government and the Wellcome Trust,2016.

② Li Y. China's misuse of antibiotics should be curbed. British Medical Journal,2014,348:1083.

③ 焦怡琳、杨曦,秦宇,等. 对中国全球健康战略的思考. 中国公共卫生管理,2015(2):127-130.

④ 国家卫生和计划生育委员会.遏制细菌耐药国家行动计划(2016—2020 年).北京:国家卫生和计划生育委员会,2016.

②重点国家的抗微生物耐药治理模式和多双边合作。

③中国抗微生物耐药治理模式与多双边合作。

④抗微生物耐药全球治理模式对中国的启示及政策建议。

四、研究理论框架及主要研究方法

（一）研究理论框架

1. 主要参考理论

（1）全球治理理论。

全球治理的概念来自"治理"概念的发展，其核心由管理和统治向治理和善治转移。与管理不同，治理不仅包含技术、模式、经济、法律等操作层面，更注重提供一种机会，搭建一个平台，设计一系列机制或框架来处理全球公共领域中出现的问题[①]。全球治理的五个核心要素：全球治理的价值、全球治理的规制、全球治理的主体、全球治理的对象以及全球治理的结果[②]。此五个核心要素用于指导全球抗微生物耐药治理模式的构建。

（2）"一个健康"理念。

"一个健康"即"One Health"，是针对人类、动物和环境卫生保健各个方面的一个跨学科协作和交流的全球拓展战略。强调人类健康与生态系统健康紧密相关，且动物和生态环境对新发传染病的发生和流行有重要影响。在人畜共患病造成空前威胁的形势下，需要打破陈旧观念，鼓励并支持跨学科、跨部门、跨领域建立可互相信任的共同合作以改善人和动物的生存、生活质量，以达到各自最佳健康状态。许多国家，如美国、英国、瑞士等，在抗微生物耐药中都以该理念作为指导，构建治理体系。在本研究中，抗微生物耐药问题同样从传统的医疗行业拓展至环境、畜牧业等各个领域，从系统的角度理解抗微生物耐药治理问题。

2. 本研究理论框架

基于以上理论，本研究参考全球治理理论，将抗微生物耐药全球治理分为治理价值、治理主体、治理规制、治理客体和治理结果五大方面。以"一个健康"作为治理价值；以国际组织和重点国家为治理主体；以治理实践、全球及地区合作机制作为治理规制；以人类、动物、环境等作为治理客体；以抗微生物药物的使用和耐药变化情况作为治理结果。构建本研究理论框架指导本书中全球各组织及国家的抗微生物耐药治理模式探索。最终形成如图 0-1 所示的分析框架。

---

① 詹姆斯·N.罗西瑙.没有政府的治理.张胜军,刘小林,等译.南昌:江西人民出版社,2001.

② 蔡拓.全球治理的中国视角与实践.中国社会科学,2004(1):94-106.

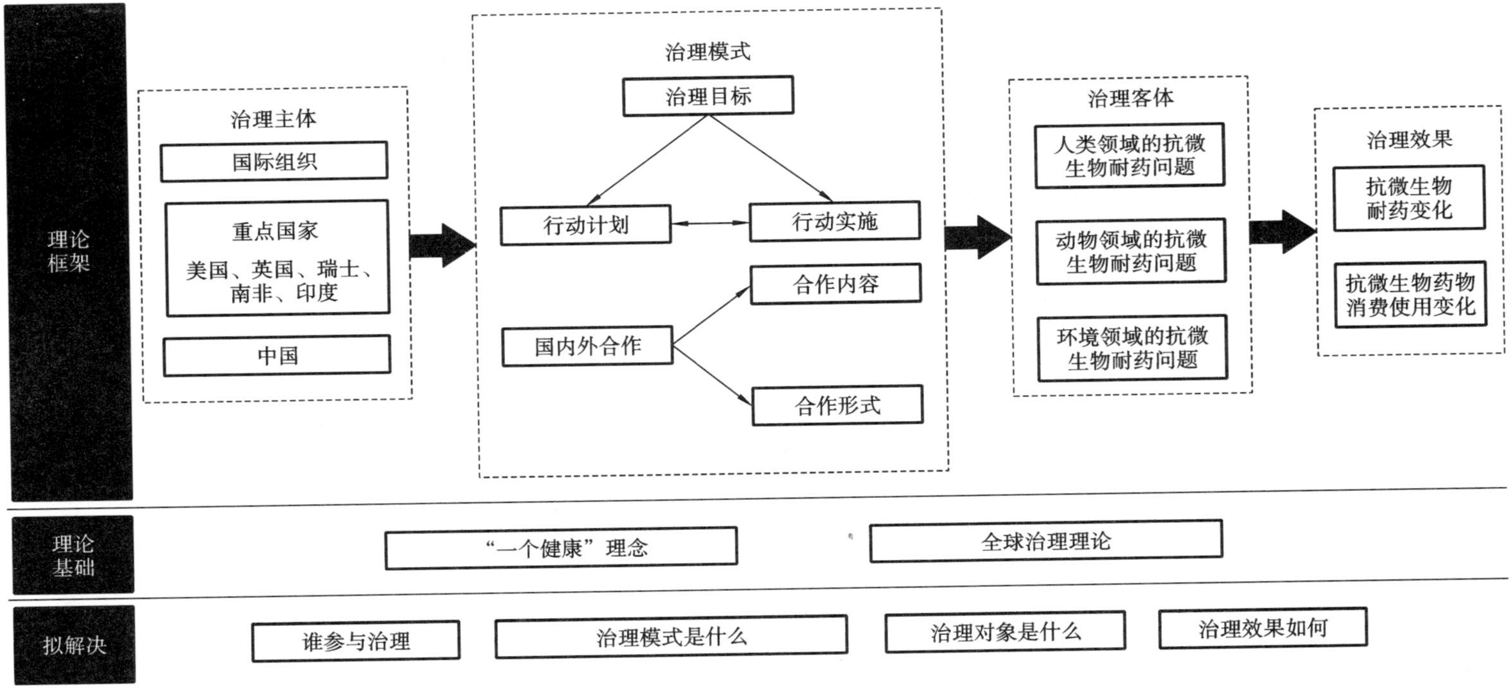

治理效果
- 抗微生物耐药变化
- 抗微生物药物消费使用变化

治理客体
- 人类领域的抗微生物耐药问题
- 动物领域的抗微生物耐药问题
- 环境领域的抗微生物耐药问题

治理模式
- 治理目标
- 行动计划
- 行动实施
- 合作内容
- 合作形式
- 国内外合作

治理主体
- 国际组织
- 重点国家 美国、英国、瑞士、南非、印度
- 中国

理论框架

理论基础
- "一个健康"理念
- 全球治理理论

拟解决
- 谁参与治理
- 治理模式是什么
- 治理对象是什么
- 治理效果如何

图 0-1 抗微生物耐药治理分析框架

（二）主要研究方法

1. 治理主体选择标准

重点国家的选择综合参考以下 4 项原则：①抗微生物耐药全球治理中的贡献；②抗微生物耐药问题严重程度；③经济水平；④地区分布；⑤资料的可及性。经济水平参考世界银行国家数据分类（高收入、中上收入、中下收入和贫穷），纳入不同经济水平分区的国家；地区分布参考世卫组织全球区域分区（非洲地区、美洲地区、东南亚地区、欧洲地区、东地中海地区、西太平洋地区）。英国、美国、瑞士由于在全球治理中的突出贡献被纳入重点国家，中国和印度因为抗微生物耐药问题严重也被纳入治理主体；除上述已包括的国家外，另外选择南非（非洲地区，中上收入）作为重点国家。

国际组织的选择主要依据国际组织在全球抗微生物耐药治理中的贡献程度，由于世卫组织和欧盟均是抗微生物耐药问题全球治理的重要贡献者，故本报告将重点归纳、分析世卫组织和欧盟的抗微生物耐药治理模式。

2. 文献法

（1）检索来源。

检索国际组织、重点国家及中国的政府、疾病预防控制中心、研究机构、学会和传染病协会等网站，及 Web of Science，PubMed，Scopus，Cochrane 图书馆，中国知网、维普等中英文数据库，收集官方政策、政府工作报告、媒体资料等抗微生物耐药治理的相关信息和资料。

（2）检索关键词。

检索中英文关键词包括抗生素耐药/抗微生物耐药（antibiotic resistance/antimicrobial resistance/antibacterial resistence/AMR）、治理（stewardship/control/intervention/management/project/policy/plan/schedule）、国家（America/the U. S. A. /England/the U. K. /Switzerland/India/Brazil/South Africa/China）、合作（cooperation/collaboration）、组织或协会（WHO/OECD/UNs/CDC/IDSA）等。采用"并""或"检索连接符，以查全为原则建立检索策略。系统搜集全球抗微生物耐药治理的计划、实践和多双边合作现状。

（3）纳入标准。

与抗微生物耐药治理计划、实践、合作、效果相关的资料，包括国际组织和各国抗微生物耐药问题治理工作报告、相关政策和具体工作，研究中针对抗微生物耐药治理的高质量实践活动。

3. 专题小组讨论法

由卫生管理、药物政策、药学、医院感染、公共管理专业、环境、农业和教育等领域成员组成的专题小组，对上述各个阶段的方法和结果进行定期讨论，确定构建的分析框架合理且有指导意义，并保证归纳的内容全面和准确地反映国际组织和各重点国家的抗微生物耐药治理计划、实施、合作及治理效果。同时，围绕中国在抗微生物耐药全球治理中的角色、优势与劣势、机遇与挑战、突出的贡献、参与全球抗微生物耐药治理的策略等内容进行讨论与分析。

4. 访谈法

采用访谈法，对中国在全球抗微生物耐药问题上应该扮演的角色，优势与劣势、机遇与挑战、突出的贡献、参与全球抗微生物耐药治理的策略等内容进行探讨。采用目的抽样，选取国家卫健委药政司相关负责人、世界卫生组织基本药物遴选与合理用药专家、各级 CDC、环境保护局、医院药学医师、感染控制专家、研究机构及高校学者、国际交流处行政官员进行访谈；涵盖的领域包括公共卫生、传染病、药学、环境、国际关系等。

5. 内容分析法

本研究报告应用 Nvivo 11 质性分析软件，运用内容分析法，对原始抗微生物耐药治理相关文件和数据（国家计划、年度总结以及各领域监测报告等）共129 份资料（国际组织 26 份、重点国家 61 份、中国 42 份）进行编码分析，以总结全球各组织、国家抗微生物耐药治理模式。治理模式构建参考本研究立论框架。提取资料及编码内容包括抗微生物耐药治理的领域、主体、客体、目标、计划、实践、合作、效果等，建立关键内容节点，依据节点对重要内容进行分类整理，将相关的内容纳入各节点。最终系统结合节点及节点内容，形成基于"一个健康"理念的抗微生物耐药治理模式。

6. 治理效果分析

基于欧洲抗微生物药物耐药性监测网络和欧洲抗微生物药物消费情况监测网络及中国"全国细菌耐药监测网"和"全国抗菌药物临床应用监测网"监测系统的数据收集发布的抗微生物耐药和消费情况两类指标，开展抗微生物耐药治理效果分析。

7. SWOT 分析

SWOT 分析〔S（strengths）是优势，W（weaknesses）是劣势，O（opportunities）是机会，T（threats）是威胁〕，即基于内外部竞争环境和竞争条件下的态势分析，就是将与研究对象密切相关的各种主要内部优势、劣势和外部的机会及威胁等通过调查列举出来，从中得出一系列相应的决策性的结论的一种分析方法。本研究采用 SWOT 分析法分析中国目前在国际抗微生物耐药治理中的角色、优势、劣势、机遇、挑战以及可能的突出贡献，并在此基础上提出中国在抗微生物耐药治理中的策略和多双边合作的建议。

◆ 五、各章节框架及简介

（一）绪论

介绍抗微生物耐药问题的背景，简述全球抗微生物耐药问题及治理现状，并提出本研究的目标、研究框架和主要方法。

（二）第一章：国际组织的抗微生物耐药治理模式与多双边合作

以世界卫生组织和欧盟为例，通过对国际组织的全球抗微生物耐药问题相关信息的系统搜集，梳理国际社会对抗微生物耐药问题的计划、目标、实践；详解国际主要组织对全球抗微生物耐药问题的治理模式及治理效果。

（三）第二章：重点国家的抗微生物耐药治理模式与多双边合作

以不同地区、不同经济发展水平的代表性国家（英国、美国、瑞士、南非、印度）为例，系统搜集各个国家对抗微生物耐药的实践相关信息，详解重点国家参与全球抗微生物耐药问题的治理及本国抗微生物耐药问题治理模式及治理效果。

（四）第三章：中国抗微生物耐药治理模式与多双边合作

系统搜集中国抗微生物耐药治理相关资料，梳理我国现阶段抗微生物耐药治理模式及参与全球抗微生物治理实践现状及治理效果。

（五）第四章：抗微生物耐药全球治理模式对中国的启示及政策建议

基于证据提出中国目前抗微生物耐药治理问题中的不足和未来的改进方向，以及未来参与全球抗微生物耐药治理的主要角色和路径。

第一章

国际组织的抗微生物耐药治理模式与多双边合作

作为参与全球抗微生物耐药治理的主要国际组织,世界卫生组织承担了制订全球抗微生物耐药行动计划并推进其实施的重要角色。此外,欧盟自20世纪90年代以来,一直重视抗微生物耐药治理,并出台了相应抗微生物耐药地区行动计划,并积极实施,走在全球抗微生物耐药治理前列。

本章基于世界卫生组织和欧盟的抗微生物耐药治理实践相关资料,总结两大国际组织在抗微生物耐药治理中的战略布局、实践情况、未来计划、国际合作和治理效果等,系统分解国际组织在全球抗微生物耐药治理中的模式和多双边合作机制。

第一节　世界卫生组织抗微生物耐药治理模式与多双边合作

 一、战略规划

在2015年5月召开的第68届世界卫生大会上,世界卫生组织发布了《抗微生物药物耐药性全球行动计划》①,对全球抗微生物耐药治理进行战略规划,提出了五大战略目标。

(1)通过有效的沟通、教育和培训手段提高人们对抗微生物耐药的认识和理解。

(2)通过监测和研究强化抗微生物耐药相关知识和证据基础。

(3)通过有效的环境卫生、医疗机构卫生和加强感染防控措施降低感染发病率。

---

① WHO. Global action plan on antimicrobial resistance. Geneva:WHO,2015.

（4）优化人类和动物卫生工作中抗微生物药物的使用。

（5）基于所有国家需求，开发可持续解决抗微生物耐药问题投资的经济依据，增加对新药、诊断工具、疫苗和其他干预措施的投资。

基于以上战略规划，世界卫生组织对各个目标进行了具体的细化，并规定了战略目标具体内容（表 1-1）。

表 1-1　世界卫生组织抗微生物耐药治理全球行动计划

战略目标	具体内容
通过有效的沟通、教育和培训手段提高人们对抗微生物耐药的认识和理解	（1）发展并实施全球抗微生物耐药沟通专项行动，包括每年一次的"世界提高抗微生物药物认识周"； （2）开发适用于多部门的核心抗微生物耐药沟通、教育和培训材料； （3）支持成员国将抗微生物耐药纳入专业培训、教育和职业注册中； （4）就实施全球行动计划及实现目标的进展情况定期发布报告； （4）保持抗微生物耐药问题在全球问题中的重要地位
通过监测和研究强化知识和证据基础	（1）制定抗微生物耐药全球监测规划； （2）制定抗微生物耐药监测数据的报告、数据分享和发布标准； （3）进行人类抗微生物药物消费情况的监测和报告； （4）建立持续的抗微生物耐药以及抗微生物药物的使用和疗效信息库； （5）定期报告全球及区域抗微生物耐药流行趋势； （6）与联合国粮农组织和世界动物卫生组织一道支持抗微生物耐药的联合监测和报告； （7）与联合国粮农组织和世界动物卫生组织一道进行全球抗菌药物消费情况的收集、汇总和发布； （8）制定全球公共卫生研究议程，填补有关抗微生物耐药的主要知识空白，监督并报告其落实情况
通过有效的环境卫生、医疗机构卫生和加强感染防控措施降低感染发病率	（1）设计并实施感染防控政策； （2）促进社会和患者团体参与感染防控； （3）在制定现有或新疫苗的使用政策时，考虑抗微生物耐药相关问题； （4）促进重点疫苗的开发和临床评价； （5）与联合国粮农组织和世界动物卫生组织一道对现有或新食用动物疫苗提出政策建议

战略目标	具体内容
优化人类和动物卫生工作中抗微生物药物的使用	（1）强化并统一"至关重要"抗微生物药物的概念（对人类和动物）； （2）支持成员国制定确保抗微生物药物安全、有效的法规； （3）制定合理使用抗微生物药物的技术指南和标准； （4）领导加强成员国和区域的抗微生物药物监管系统； （5）对新研发的抗微生物药物创新监管机制进行磋商，以确保其持续有效性和全球可及性； （6）与联合国粮农组织和世界动物卫生组织制定抗微生物药物及其残留物在环境中的标准和指导措施
基于所有国家需求，开发可持续投资的经济依据，增加对新药、诊断工具、疫苗和其他干预措施的投资	（1）确定实施遏制抗微生物耐药全球行动计划所需投资的最佳机制，特别是在发展中国家； （2）开发、实施用于评估"抗微生物耐药国家行动计划"的投资模型； （3）评估抗微生物耐药的经济影响以及在动物卫生和农业领域实施行动计划的经济影响； （4）探索建立新伙伴关系的方案： ①统一协调互相独立的抗微生物药物研发的投资活动； ②确定在开发新型抗微生物治疗手段、诊断手段和疫苗中的优先领域； ③做好新药、诊断、疫苗和其他干预措施投资的保障者和管理者； ④促进现有/新抗微生物药物和其他产品可负担和公平可及的同时，确保其合理使用； ⑤建立研发过程中的开放合作模式，支持研发中的知识和产品的可及性，并激励投资

◆ 二、实践情况

基于以上战略规划，世界卫生组织主要在以下方面开展了抗微生物耐药治理相关实践：

（1）设立"世界提高抗微生物药物认识周"；

（2）建立全球抗微生物药物耐药性监测系统（GLASS）；

（3）发布全球抗微生物耐药"重点病原体"清单；

（4）发布抗微生物耐药相关临床指南；

（5）更新和修订基本药物目录，加入"抗生素"类别；

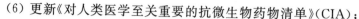

（6）更新《对人类医学至关重要的抗微生物药物清单》（CIA）；

（7）发布《医学上重要的抗微生物药物在食用动物中的使用指南》；

（8）全球抗微生物药物研发分析；

（9）建立全球抗生素研发伙伴关系（GARDP）①。

各实践措施具体内容如下。

1. 设立"世界提高抗微生物药物认识周"

设立"世界提高抗微生物药物认识周"目的如下：①使抗微生物耐药成为全球公认的健康问题；②提高通过合理使用来保护抗微生物药物有效性问题的认识；③使人们进一步认识到，个人、卫生和农业专业人员，及政府都要在解决抗微生物耐药问题上发挥作用；④促进行为改变，并传递简单行动就可带来变化这一信息。

世界卫生组织、联合国粮农组织和世界动物卫生组织共同开发了一系列宣传材料，并通过网站、社交媒体向公众提供。这些材料包括主题海报、主题信息图以及供社交媒体使用的图片等。这些材料均可以通过世界卫生组织的官方网站公开获取。

基于世界卫生组织的倡议，在 2018 年的"世界提高抗微生物药物认识周"活动中，印度、英国制定了针对本国的网络学习包；2017 年，阿拉伯叙利亚共和国、瑞士、日本、芬兰、以色列、纳米比亚都在本国进行了相关公众教育实践。

2. 建立全球抗微生物药物耐药性监测系统（GLASS）

2015 年，世界卫生组织成立了全球抗微生物药物耐药性监测系统（Global Antimicrobial Resistance Surveillance System，GLASS），支持抗微生物耐药治理的全球行动计划，通过监测和研究加强对抗微生物耐药的相关认识。GLASS 由世界卫生组织的抗微生物耐药监测和质量评估合作中心网络（WHO AMR Surveillance and Quality Assessment Collaborating Centers Network，WHO AMR CC Network）提供支持，并且与世卫组织区域办公室以及现有的地区监测网进行合作。

WHO AMR CC Network 包括 20 个世卫组织合作中心，其中一家位于中国香港大学公共卫生学院——世卫组织传染病流行病与控制合作中心。在 GLASS 实施中，该中心与丹麦的世卫组织食源性致病菌和基因组学抗微生物耐药合作中心共同支持世卫组织建立国家食源性疾病监测和应对系统的能力；为检测和报告多黏菌素耐药性开展技术指导，并指导建立能够提供异常抗微生物耐药检测的超国家实验室网络，以及支持网络的发展。

---

① WHO. Global action plan on antimicrobial resistance: Two years of progress. [2020-05-29]. https://www.who.int/docs/default-source/searo/amr/who-amr--gap-2-years-progress--advocacy.pdf?sfvrsn=bcd7ae64_2.

此外,世卫组织通过发布《全球抗微生物耐药监测系统:初期实施手册》[①]对 GLASS 的早期实施(2015—2019 年)进行了战略部署(表 1-2),该手册对监测方法、成员国参与的要求和步骤进行了详细阐述。

表 1-2 GLASS 实施规划(2015—2019 年)

年份	目　　　标
2015	准备 GLASS 手册,建立网络中心、制订计划支持 GLASS 的实施; 建立世卫组织合作中心、国家和地区网络以及其他实验室和各种机构之间开展国际交流的平台,使世卫组织能够支持各国 GLASS 的实施; 启动参与国注册
2016	从世卫组织各成员国收集人类耐药菌感染的基线数据; 报告实施进展; 以纳入 15% 的成员国参与为目标
2017	从世卫组织各成员国收集人类耐药菌感染的基线数据; 加强平台的兼容能力,建立与其他抗微生物耐药监测系统的联系(例如动物卫生、农业、抗微生物药物使用和消耗等监测系统); 将成员国的参与比例扩大到 20%
2018	完成全球和区域性人类健康的抗微生物耐药数据报告; 探索通过在选定监测点进行临床症状监测来发现病例的方法的可行性; 将成员国的参与比例扩大到 30%
2019	回顾初期实施的经验教训,为 GLASS 的进一步发展提供信息; 将成员国的参与比例扩大到 40%

为了收集和分析成员国的数据,GLASS 建立在成员国国家监测系统的基础之上。因此,GLASS 的主要目标之一就是鼓励和推动成员国建立能够监测抗微生物耐药趋势以及能够定期提供可靠、可比较监测数据的系统。为达到这一目标,世卫组织在 2016 年进一步发布了《国家抗微生物耐药监测系统的参与、规划、实施及监测评价手册》[②]。该手册概述了建立国家抗微生物耐药监测系统的规划和关键步骤,描述了 3 个关键的系统组成部分:①一个国家级的协调中心;②一个国家级的参考实验室;③抗微生物耐药监测点以及各个部分如何共同协调运作。该手册还为系统的监测和评价策略提供了指导。

---

① WHO. Global antimicrobial resistance surveillance system manual for early implementation. Geneva:WHO,2015.

② WHO. National antimicrobial resistance surveillance systems and participation in the Global Antimicrobial Resistance Surveillance System (GLASS):A guide to planning, implementation, and monitoring and evaluation. Geneva:WHO,2016.

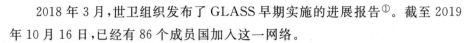

2018年3月,世卫组织发布了GLASS早期实施的进展报告①。截至2019年10月16日,已经有86个成员国加入这一网络。

3. 发布全球抗微生物耐药"重点病原体"清单

2017年2月27日,世卫组织第一次发布了全球重点病原体清单(Global Priority List of Antibiotic-Resistant Bacteria,Global PLoA),这一清单包括12种对人类健康威胁最大的病原体。Global PLoA的主要目标是指导在抗微生物耐药全球治理过程中的激励措施和资金投入的优先顺序,指导重点研发在公共卫生治理优先领域的抗微生物药物。

该清单根据病原体的种类和耐药性的种类将重点病原体划分成3个层级:关键病原体、高优先级病原体和中优先级病原体。

①关键病原体(优先级1):耐碳青霉烯鲍曼不动杆菌、耐碳青霉烯铜绿假单胞菌、耐碳青霉烯类产超广谱β-内酰胺酶肠杆菌科。

②高优先级病原体(优先级2):耐万古霉素屎肠球菌、耐甲氧西林及万古霉素中介和耐药的金黄色葡萄球菌、耐克拉霉素幽门螺旋杆菌、耐氟喹诺酮类弯曲菌属、耐氟喹诺酮类沙门氏菌、耐头孢菌素及氟喹诺酮类淋病奈瑟菌。

③中优先级病原体(优先级3):青霉素不敏感肺炎链球菌、氨苄西林耐药流感嗜血杆菌、耐氟喹诺酮类志贺氏菌属。

4. 发布抗微生物耐药相关临床指南

为促进抗微生物耐药治理,世卫组织出台了一系列抗微生物耐药相关指南,用以支持国家和机构层面的抗微生物耐药治理改进。代表性指南包括《卫生保健中感染预防与控制的核心组成部分》《在卫生保健机构中预防和控制耐碳青霉烯类肠杆菌、鲍曼不动杆菌和绿脓杆菌指南》《食源性细菌抗微生物耐药性综合监测指南》。

1)《卫生保健中感染预防与控制的核心组成部分》

早在2009年,世卫组织就发布了《感染预防与控制规划核心组成部分》。2016年,世卫组织对其进行了更新,发布新版的《卫生保健中感染预防与控制的核心组成部分》。

这一指南的目的:①就国家、医院急诊中心、急诊室层面需要实施的感染预防与控制计划的核心组成部分提供循证建议,以预防院内感染,并通过感染预防与控制的实践经验治理抗微生物耐药问题;②通过提供基于证据和专家共识的循证证据指导支持各个国家和卫生保健机构发展或加强感染预防与控制计划和战略,考虑到现有资源和公共卫生需求的差异,这些循证指导可以根据当

---

① WHO. Global Antimicrobial Resistance Surveillance System (GLASS) report early implementation(2016—2017). Geneva:WHO,2018.

14

地情况进行调整。

该指南共提出了感染预防与控制的 8 个核心部分,内容如下:①感染预防与控制项目;②国家和机构层面感染预防与控制指南;③感染预防与控制的教育和培训;④医院感染监测;⑤实施感染预防与控制的多模式策略;⑥监测和评价反馈;⑦机构层面的工作量、人员配置和床位情况;⑧在机构层面建立感染预防与控制的环境、材料和设备。[①]

2)《在卫生保健机构中预防和控制耐碳青霉烯类肠杆菌、鲍曼不动杆菌和绿脓杆菌指南》

在《卫生保健中感染预防与控制的核心组成部分》的制定过程中,由于耐碳青霉烯肠杆菌、鲍曼不动杆菌和铜绿假单胞菌(CRE-CRAB-CRPsA)导致的感染所带来的健康威胁(包括高发病率、高死亡率以及可能引发的疾病暴发和导致的耐药菌的传播)受到特别关注,如何管理这些耐药菌的感染预防和控制,该指南进行了特别关注。

基于这一共识,2017 年,世卫组织发布了《在卫生保健机构中预防和控制耐碳青霉烯类肠杆菌、鲍曼不动杆菌和绿脓杆菌指南》[②]。该指南旨在提供以下内容:①基于循证证据的有效预防上述三类耐药菌在医院急诊室的定植、早期识别和核心感染预防与控制实践措施;②基于循证证据帮助开展和加强国家和机构层面的控制上述三类耐药菌传播的行动框架。这些指南中包含的建议是《卫生保健中感染预防与控制的核心组成部分》的延伸,同时符合其总体感染预防与控制标准。

指南中的主要指导措施:①实施感染预防与控制的多模式策略;②提高手卫生依从性对控制耐碳青霉烯类肠杆菌科细菌、鲍曼不动杆菌和铜绿假单胞菌的重要性;③监测耐碳青霉烯类肠杆菌科细菌、鲍曼不动杆菌和铜绿假单胞菌感染和无症状耐碳青霉烯类肠杆菌科细菌定植的监测培养;④接触病人注意事项;⑤病人分离;⑥内部环境清洁;⑦耐碳青霉烯类肠杆菌科细菌、鲍曼不动杆菌和铜绿假单胞菌定植/污染的环境培养监测;⑧监测、审核和反馈。

3)《食源性细菌抗微生物耐药性综合监测指南》

食源性细菌抗微生物耐药性综合监测是指收集、检验、分析和报告人类、动物和食品中食源性细菌耐药性的相关微生物学和流行病学数据以及在人类和动物中相关抗微生物药物的使用。世卫组织抗微生物耐药问题联合监测顾问组于 2009 年在丹麦哥本哈根的第一次会议上一致认为食源性和人畜均可感染

---

① WHO. Guidelines on core components of infection prevention and control programmes at the national and acute health care facility level. Geneva:WHO,2016.

② WHO. Guidelines for the prevention and control of carbapenem-resistant Enterobacteriaceae, Acinetobacter baumannii and Pseudomonas aeruginosa in health care facilities. Geneva:WHO,2017.

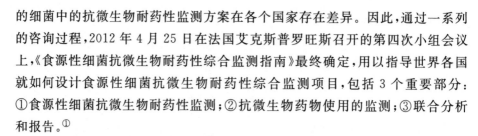

的细菌中的抗微生物耐药性监测方案在各个国家存在差异。因此,通过一系列的咨询过程,2012 年 4 月 25 日在法国艾克斯普罗旺斯召开的第四次小组会议上,《食源性细菌抗微生物耐药性综合监测指南》最终确定,用以指导世界各国就如何设计食源性细菌抗微生物耐药性综合监测项目,包括 3 个重要部分:①食源性细菌抗微生物耐药性监测;②抗微生物药物使用的监测;③联合分析和报告。①

5. 更新和修订基本药物目录,加入"抗生素"类别

世卫组织在 2017 年 8 月发布了最新版的《基本药物目录》②,新版《基本药物目录》首次加入"抗生素"(Antibiotics)类别。为帮助地方、国家和全球层面的抗生素药物管理工具的制定并减少细菌耐药,该目录将抗生素分为非限制使用类(Access)、限制使用类(Watch)和特殊使用类(Reserve)三个类别。

其中,非限制使用类抗生素是为了提高可及性和临床结果的抗菌药物,在至少一种症状中作为一线或二线治疗的抗生素被认定为此组,它们作为可负担且质量可靠的抗菌药物应该应用于临床治疗中。

限制使用类抗生素包括具有潜在较高耐药性的抗菌药物,建议作为一线或二线治疗用药,这类抗菌药物仅用于特定的适应证中。这些抗菌药物应作为抗微生物耐药管理计划和监测的关键目标。该组包括《对人类医学至关重要的抗微生物药物清单》中的大多数最优先药物和/或对病原体具有较高耐药性风险的抗菌药物。

特殊使用类抗生素应该被视为"最后的治疗手段",仅用于其他抗菌药物治疗方案都失败的时候,用于高度特定的患者和情形(例如,由多重耐药菌引起的严重的威胁生命的感染)。这些药物可以作为国家和国际抗菌药物管理中受保护和优先的关键药物。

6. 更新《对人类医学至关重要的抗微生物药物清单》

《对人类医学至关重要的抗微生物药物清单》(Critically Important Antimicrobials for Human Medicine,CIA)旨在确保所有的抗微生物药物,特别是关键抗微生物药物在动物及人类中的合理使用,其中涉及公共健康及动物健康相关部门,医生、兽医以及其他抗微生物药物耐药治理的利益相关者。该清单最早起源于世卫组织和世界动物卫生组织对于人类以及动物健康的关键重要抗微生物药物目录,由于两者存在重叠问题,如关注的病原体和抗菌药物

---

① WHO. Integrated surveillance of antimicrobial resistance in foodborne bacteria: Application of a One Health Approach. Geneva: WHO, 2017.

② WHO. WHO updates Essential Medicines List with new advice on use of antibiotics, and adds medicines for hepatitis C, HIV, tuberculosis and cancer. [2020-05-29]. http://www. who. int/news-room/detail/06-06-2017-who-updates-essential-medicines-list-with-new-advice-on-use-of-antibiotics-and-adds-medicines-for-hepatitis-c-hiv-tuberculosis-and-cancer.

等。因此,世卫组织、世界动物卫生组织和联合国粮农组织联合决定以协作方式建立统一的《对人类医学至关重要的抗微生物药物清单》,并定期修订。该清单第一版于 2007 年颁布,并于 2011 年、2012 年、2016 年、2017 年更新。2019年 3 月,世卫组织发布了第 6 次更新的《对人类医学至关重要的抗微生物药物清单》。①

该清单用于帮助确定在非人类情形下(动物、农业、工业等)抗微生物药物使用导致耐药治理的优先级,包括风险评估和风险策略。同时,还可以用以帮助监管者和利益相关者确定在动物中使用的哪一类抗微生物药物会给人类健康带来潜在的更大的威胁,可以用以指导如何更好地管理这些抗微生物药物以最小化抗微生物耐药传播给人类带来的风险。该清单还可以用于由动物抗微生物药物使用导致的人类健康风险的治理策略制定。其与世界动物卫生组织的《医学上重要的抗微生物药物在食用动物中的使用指南》和《基本药物目录》可以共同通过"一个健康"的协调合作方式,确定在人类、动物及农业中的风险管理策略的优先级。

7. 发布《医学上重要的抗微生物药物在食用动物中的使用指南》

世卫组织发布的《医学上重要的抗微生物药物在食用动物中的使用指南》旨在减少在食用动物中使用医学上重要的抗微生物药物对人类健康造成的不良后果,并保护用于食用家畜和兽医领域的抗微生物药物的持续有效性。该指南根据在食用家畜中使用对人类健康有重要影响的抗微生物药物的现状做出了循证建议和相关说明。该指南对使用家畜的抗微生物药物使用做了如下规定。

(1)抗微生物药物的总体使用:建议总体上减少在食用动物中使用《对人类医学至关重要的抗微生物药物清单》中的所有类型抗微生物药物。

(2)促进生长目的使用:建议完全限制为促进生长目的在食用动物中使用《对人类医学至关重要的抗微生物药物清单》中的所有类型抗微生物药物。

(3)预防使用(无疾病情况下):建议完全限制在食用动物中使用《对人类医学至关重要的抗微生物药物清单》中的所有类型抗微生物药物预防尚未得到临床诊断的传染病。

(4)控制和治疗使用(在有疾病情况下):

①建议不将《对人类医学至关重要的抗微生物药物清单》中的所有类型抗微生物药物,用于控制食用家畜中发现的并已得到临床确诊的传染病的防控;

②建议不将《对人类医学至关重要的抗微生物药物清单》中的重点抗微生物药物,用于治疗已确诊感染传染病的食用家畜。

① WHO. Critically important antimicrobials for human medicine. 6th ed. Geneva:WHO,2018.

（5）基于人类使用目的而开发的任何新型抗微生物药物或新型抗微生物药物组合均将被视为对人类医学至关重要，除非世界卫生组织另作归类。

（6）目前未用于食品生产中的医学上重要的抗微生物药物未来也不应用于食品生产，包括不应用于食用动物或植物。①

8. 全球抗微生物药物研发分析

世卫组织根据总体规划，对全球抗微生物药物研发现状进行了现况调查研究，重点关注抗菌药物，并于 2017 年 9 月发布全球抗菌药物研发分析报告。② 结果显示：目前的抗菌药物的研发不足以治疗世卫组织制定的关键病原体（基于全球抗微生物耐药"重点病原体"清单）、结核杆菌和艰难梭菌等。新抗菌药物研发严重不足，无法满足抗微生物耐药治理的需要。目前临床研发的大多数药物只是现有抗菌药物的调整并且只是短期的解决方案。该报告还发现很少有潜在可选的针对世卫组织提出的会对健康造成巨大威胁的耐药菌感染的治疗方案，包括抗菌药物耐药的肺结核菌（每年造成 250000 人死亡）、12 类优先细菌（部分细菌可以造成诸如肺炎或呼吸道感染等常见感染）。这些细菌对现有抗菌药物的耐药性正在逐步上升，并急需新的治疗方案。

9. 建立全球抗生素研发伙伴关系（GARDP）③

全球抗生素研发伙伴关系（Global Antibiotic R&D Partnership，GARDP），是由世卫组织和 DNDi（the Drugs for Neglected Diseases initiative）于 2016 年 5 月联合成立的非营利性研发组织。这是世卫组织抗微生物耐药全球治理计划中一个重要的组成部分。这一组织可以通过研发及提供新的或改良的抗微生物药物治疗，同时确保其持续的可及性来满足全球公共卫生治理的需要。

GARDP 的愿景是以患者需求为导向的研发。确保能够开发有效、适当和经济的抗微生物药物并将其作为全球公共产品提供给所有人。GARDP 的使命是与公立和私立部门合作开发和提供能够治疗出现耐药性的细菌感染的新药物。

截至 2017 年，GARDP 已获得 650 万欧元的种子资金，在 6 个国家建立了专家组，在特定疾病领域、地区问题、项目评估和可持续发展方面召开了 11 次专家会议。现已成立了抗微生物耐药科学咨询委员会和药物开发专家组，通过

---

① WHO. WHO guidelines on use of medically important antimicrobials in food-producing animals. Geneva：WHO，2017.

② WHO. Antibacterial agents in clinical development：An analysis of the antibacterial clinical development pipeline，including tuberculosis. Geneva：WHO，2017.

③ WHO. Global action plan on antimicrobial resistance：Two years of progress. ［2020-05-29］. https：//www. who. int/docs/default-source/searo/amr/who-amr--gap-2-years-progress--advocacy. pdf? sfvrsn＝bcd7ae64_2.

专家评审和 DNDi 董事会的最终确认,GARDP 已经准备好推出三个项目,并且还有一个项目正在开发中。这几个项目如下所列。

(1)新生儿败血症项目。

新生儿死亡是重要的全球疾病负担,特别是抗微生物耐药的新生儿感染。该项目目前已经建立了两个具体的研发产品,包括:①临床诊断的脓毒症病例的替代一线治疗(2023 年面世);②已确认的多重耐药病原体的新疗法(临床开发或 2023 年面世)。

(2)性传播传染病项目。

淋病奈瑟菌感染(STI),因对所有可用抗微生物药物耐药将很快变得无法治疗。该项目将加快新型抗微生物药物的面世,并探索新老抗微生物药物的联合使用。该项目已经建立了短期和长期的研发产品计划,包括:新的治疗涵盖多重耐药淋病病例的方法(2023 年面世);将综合治疗纳入性病症状管理(在临床开发中)。

(3)儿科抗微生物药物平台项目。

该项目旨在优化目前的治疗手段以及加快儿科新型抗微生物药物的研发(包括剂量、治疗持续时间、剂型或药物联合使用的优化)。基于初期(2017/2018 年)的试验研发成果,至少有两个研发项目:1 项优化的儿科抗微生物药物治疗手段(2023 年面世);1~2 项额外的儿科开发项目(2023 年进行临床研发)。

(4)研发探索/研发上游/研发记忆恢复项目。

GARDP 的研发探索/研发上游/研发记忆恢复(Exploratory/Upstream/Memory Recovery)项目,旨在探索和支持可供选择的上游研发方式来解决革兰氏阴性菌导致的严重感染和可能的真菌感染。该项目不仅直接支持现有的 GARDP 其他项目并为新项目提供动力支持,还旨在为更为广泛的抗微生物药物研发团体做出贡献。其中,抗微生物药物记忆恢复倡议(the Antimicrobial Memory Recovery Initiative,AMRI)旨在综合和重启之前被放弃的、撤销的、遗忘的关于创新性抗微生物药物开发的相关知识、专家意见、实验数据以及资产设备,确定临床前和临床治疗的潜在候选药物。除此之外,AMDI 还建立一个抗微生物药物联合使用平台以优化由抗微生物药物和非抗微生物药物组成的治疗方案,识别出潜在抗微生物药物的数量和质量,该项目旨在:优化候选药物并将其纳入后期临床开发(至 2023 年)。

◆ 三、未来计划

世卫组织在 2017 年发布了《抗微生物药物耐药性全球行动计划:两年进展》报告,总结世卫组织在发布行动计划两年以来的进展以及对未来开展工作的展望。其中针对全球行动计划的五大战略目标,提出未来工作计划包括以下主要方面。

1. 通过有效沟通、教育和培训手段提高对抗微生物耐药的认识和理解

(1)寻求在传统公共卫生领域以外的专家指导,寻求一种创新的方式促进人群的行为改变,促进世卫组织更好地调整和传达信息,为成员国的相应活动提供适宜的支持。

(2)与世界上健康专业协会,以及在传统公共卫生领域以外的非政府组织进行合作。

(3)开发一套全球性的能力框架,形成培训课程。这一框架会列出关于抗微生物耐药的基础信息,并将其包括在任何专业培训课程中。同时该框架会阐述如何使用抗微生物药物的一般原则,包括调整后的感染预防控制措施的指导方针。最后,框架还会增加新的培训材料和工具以填补目前的知识空白。

(4)开发抗微生物耐药知识库来增加对话和交流,并为应对抗微生物耐药挑战提供便利,提供宝贵的专业知识资源。

(5)长远来看,世卫组织将针对微生物监测等专业学科开发更有针对性的课程,且要求利益相关者加入并验证其效果。

2. 通过监测和研究强化知识和证据基础

(1)鼓励尚未加入 GLASS 的国家加入该系统。提供培训材料和工具指导帮助成员国完全加入该监测系统。与世卫组织合作中心合作,支持世界范围内的实验室建设以实施 GLASS。

(2)继续与世界动物卫生组织和联合国粮农组织合作来扩展 GLASS 系统,将农业部门和动物部门的耐药数据融合,使 GLASS 真正成为整合的多部门监测系统。

(3)开发一套工具可以用于中低收入国家的医院和社区中心进行用药调查,并将调查结果报告给世卫组织。该项目正在与世界动物卫生组织和联合国粮农组织合作以推广对其他行业使用抗微生物药物的监测。

(4)长远来讲,GLASS 系统将整合有关抗微生物药物消费的数据。

3. 采取有效的环境卫生、医疗卫生和感染预防措施降低感染发病率

(1)世卫组织将与各个国家的卫生系统合作,以确保所有的医疗卫生机构将感染预防和控制项目作为一项日常措施,并将感染预防措施项目的核心部分融入国家抗微生物耐药治理行动的计划和培训课程中。

(2)优先考虑评估由耐药结核病、淋病和伤寒等抗微生物耐药导致治疗失败疾病的疫苗研发问题。

(3)进行成本-效益分析以帮助指导投资决策,为开发新疫苗构建可持续的商业案例。

4. 优化人类和动物卫生工作中抗微生物药物的使用

（1）在接下来的两年中，WHO 将与选择的几个优先国家进行密切合作，以对各种政策工具和指南进行国家试点，决定在各种不同的机构中，哪种干预措施会引起关注。

（2）目前对于耐药菌及残留物如何在环境中（污水、医院废水和动物粪便中）进行循环并导致耐药性加剧的知识还非常少。同样，生产抗微生物药物的工厂的废水可能会产生严重污染，从而导致当地的居民生活用水受到污染。世卫组织将启动一项重大的全球研究议程，以提高这些方面的知识水平并为制定新指南铺平道路。

5. 根据所有国家的需求开发可持续投资的经济依据，增加对新药、诊断工具、疫苗和其他干预措施的投资

（1）新成立的机构间协调小组（Interagency Coordination Group）将对更广泛的发展组织伸出援手，处理有关多部门协作和投资需求的复杂问题。

（2）在 G7 和 G20 的会议上，鼓励各国继续在政治上进行投入；在技术上，支持推出全球体系和机制，推动全球研究和发展议程；在经济上，世卫组织将为国家和地区提供持续的支持。

◆ 四、国际合作

在国际合作方面，世卫组织主要通过以下 5 种方式进行抗微生物耐药治理方面的全球、地区、国家和组织合作。包括：联合国特设机构间协调小组（Ad-hoc Interagency Coordination Group，AICG）、抗微生物药物耐药性战略与技术专家顾问组（Strategy and Technical Advisory Group on Antimicrobial Resistance，STAG-AMR）、世卫组织抗微生物耐药监测和质量评估合作中心网络（WHO AMR CC Network）、全球抗生素研发伙伴关系（GARDP）和世卫组织/世界动物卫生组织/联合国粮农组织三方合作（WHO & OIE & FAO）。对以上国际合作机制进行具体介绍如下。

（一）联合国特设机构间协调小组（AICG）

1. 合作背景及目标

2016 年 9 月 21 日，在第 71 届联合国大会上，成员国通过了抗微生物药物耐药性高级别会议 A/RES/71/3 号决议政治宣言，达成了成员国对抗微生物耐药全球问题重要性的认识以及对防止后抗生素时代所需行动的共识。

根据 A/RES/71/3 政治宣言的第 15 段，联合国秘书长在与世卫组织、世界动物卫生组织和联合国粮农组织咨询后，建立了抗微生物耐药问题特设机构间协调小组（AICG）。这个小组由联合国副秘书长和世卫组织总干事作为共同主席。该小组目标是在《抗微生物药物耐药性全球行动计划》框架下，确保采取

持续有效的全球行动以解决抗微生物耐药问题,并提供实践指导,包括改进现有和协调各种可能的备选方案。

2. 人员构成

AICG 由联合国副秘书长和世卫组织总干事作为共同主席。3 位 AICG 成员作为共同召集人来指导和推动小组工作,包括中国疾病预防控制中心营养与食品安全所的陈君石教授(院士)、英国的首席医疗官员 Dame Sally Davies 教授、加纳的卫生部药品服务总监、首席药剂师 Martha Gyansa-Lutterodt 女士。成员还包括 12 位来自各个国际组织的高级代表,包括世界银行,世界知识产权组织,联合国环境规划署,世界海关组织,联合国艾滋病毒/艾滋病联合规划署,国际药品采购机制,经济合作与发展组织,联合国儿童基金会,联合国粮食及农业组织,世界动物卫生组织,全球抗击艾滋病、结核病和疟疾基金会,世界贸易组织。除此之外,该小组还包括来自各个国家的卫生部门、农林部门、国际合作部门、兽疫部门、药监部门和高校的 9 位独立个人专家。世卫组织、世界动物卫生组织、联合国粮农组织共同提供工作人员构成小组秘书处,设立在日内瓦。

3. 工作机制

该小组每年至少举行两次见面会,会议地点在纽约、日内瓦或者其他对抗微生物耐药治理感兴趣或者能够为举办会议提供支持的国家。除此之外,该小组还通过远程视频会议的方式开展工作。

(二)抗微生物药物耐药性战略与技术专家顾问组(STAG-AMR)

1. 合作背景及目标

STAG-AMR 是在世卫组织总干事指派下的,在抗微生物耐药治理中提供建议的技术小组,主要涉及以下领域:①世卫组织抗微生物耐药全球治理战略计划和优先事项;②世卫组织为达到战略计划制定的目标,需要解决的主要问题及挑战;③抗微生物耐药治理中合作伙伴的参与和其他外部活动。

2. 人员构成

该咨询组的成员由世卫组织总干事基于技术专长、科学研究和公共卫生经验的标准直接任命。人员组成会考虑技术专长的领域代表性、地域代表性和性别平衡。该小组总体成员不超过 20 人,其中包括一位主席。该小组成员具有流动性,小组成员第一个任期为 3 年,之后每年会有 1/3 的成员会被其他新的成员替代。成员必须尊重世卫组织所要求的公正性和独立性。在开展工作期间,不得寻求或接受任何政府或本组织以外的任何权力机构的指示。

目前,该小组有 16 位成员,分别来自世界动物健康组织、大学、国家卫生部门、国家食品部门、欧盟委员会和企业及国际独立网络。其中包括来自中国国家食品安全风险评估中心的吴永宁教授。

组织人员需要保证以下职责:①为世卫组织提出高质量的、成熟的、致力于解决公共卫生问题的建议;②维护 STAG-AMR 作为抗微生物耐药领域国际公认咨询组织的声誉;③为世卫组织总干事提供建议,但没有任何行政和监管职能。

3. 工作机制

世卫组织流行病部作为 STAG-AMR 的秘书处。STAG-AMR 每年至少进行一次见面会。世卫组织为其提供所需的科学和技术支持。根据总干事的决定,世卫组织还可以召开额外会议,包括临时会议,如电话会议和视频会议。STAG-AMR 可根据世卫组织的决定,在资源许可的情况下建立临时性的工作组以帮助解决由 STAG-AMR 确定的某些具体问题,提高 STAG-AMR 的工作有效性。

除小组成员之外,STAG-AMR 可以建议世卫组织秘书处邀请其他选定的专家出席 STAG-AMR 会议,这些专家作为具体问题的顾问。世卫组织秘书处可以邀请抗微生物耐药治理的主要组织、机构和其他利益相关者的代表作为观察者参加 STAG-AMR 会议。STAG-AMR 会议的报告将提交给世卫组织总干事。该组织保留对任何后续有关提议,包括政策问题或其他事项的决定或行动的全面控制权。世卫组织控制 STAG-AMR 报告的发表,包括是否公布报告等决策①。

(三)世卫组织抗微生物耐药监测和质量评估合作中心网络(WHO AMR CC Network)

1. 合作背景及目标

世卫组织的合作中心是由世卫组织总干事指定,用以支持实施世卫组织的各种项目的,包括:研究所、大学或学会等。目前有超过 700 个世卫组织合作中心,分布于 80 多个成员国。这些合作中心与世卫组织一起,在护理、职业健康、营养、心理健康、慢性病和卫生技术等方面进行合作。

在 2015 年召开的世界卫生大会上,与会代表要求建立一个合作中心网络用以支持各个区域的抗微生物耐药监测和质量评估,WHO AMR CC Network 因此诞生。AMR CC Network 由 GLASS 秘书处负责总体管理,由网络中的成员轮流对所有成员间的协调工作提供帮助。目前,由隶属于瑞典公共卫生署的合作中心管理。该网络包括 20 个分布在各个国家的合作中心,从数量上来讲,欧洲占主导地位。

WHO AMR CC Network 具体工作目标包括:

(1)加强本国与其他国家和地区抗微生物耐药监测和能力建设方面进行合作。

---

① WHO. Strategic and Technical Advisory Group (STAG) on antimicrobial resistance. [2020-05-29]. https://www.who.int/antimicrobial-resistance/events/stag/en/.

（2）支持全球抗微生物耐药监测工具的开发，包括信息技术工具。

（3）支持建立超国家实验室，为异常抗微生物耐药的测试提供参考。

（4）在流行病学分析和报告编制工作方面进行协调、协助。

（5）开发特定的监测方案。例如，在低/中等资源环境收入情况下实施监测，评估人群抗微生物耐药方案的可负担性，以及如何将分子测试应用于抗微生物耐药监测。

2. 网络构成

WHO AMR CC Network 基于世卫组织已有的合作网络。参与该网络不会影响现有的名称、相关条款和条件。通过建立或加入协作网络，鼓励合作中心建立与世卫组织认可的其他合作中心和国家机构的工作关系。世卫组织的技术方案不是世卫组织与合作中心的一对一合作关系，而是建立于多向关系的复杂网络。

3. 工作机制

WHO AMR CC Network 工作遵循以下要点：①行动计划是关键；②GLASS秘书处为网络中心合作提供支持；③网络成员每年或在特定时间举行见面会；④一般来说，通过成员共识来进行决策；⑤有需要的话可以成立工作组；⑥成员通常不会因参与而获得报酬。但是，一些活动可能会获得资助[①]。

（四）全球抗生素研发伙伴关系（GARDP）

GARDP 于 2016 年 5 月成立，是由世卫组织和 DNDi 联合成立的非营利性组织。该组织旨在研发新的抗微生物药物用以解决抗微生物耐药问题。GARDP 同时促进这些抗微生物药物的合理使用以最大程度维持其有效性，确保此类药物的全球公平可及性。

在其工作过程中，世卫组织和 DNDi 都有各自的角色。其中，世卫组织确定抗微生物耐药优先事项和目标，领导全球抗微生物耐药治理管理框架及其发展，争取成员国的支持，确保与世卫组织有关部门的有效联络；DNDi 则提供组织的治理机构，投入科学环境和基础设施，并提供研发计划所必需的资源调动、信息、财政和人力资源的支持。GARDP 由其董事领导，同时也是 DNDi 执行团队的成员。DNDi 董事会负责监督 GARDP 的活动，并听取 GARDP 科学咨询委员会的专家意见。

（五）世卫组织/世界动物卫生组织/联合国粮农组织三方合作（WHO & OIE & FAO）

1. 合作背景及目标

日渐严重的抗菌药物耐药威胁日益需要整体性和多部门的"一个健康"应

---

① WHO. WHO AMR surveillance and quality assessment collaborating centres network. ［2020-05-29］. https://www.who.int/glass/collaborating-centres-network/en/.

对策略,在食源性动物中使用的治疗各类动物感染的抗微生物药物可能与人类使用的抗微生物药物相同或相似。此外,抗微生物耐药不存在地理或者人类和动物间明显的边界,不管是在人类,还是在动物或环境中产生的耐药菌都可能互相感染,或者在不同地域间传播。在此背景下,世卫组织、世界动物卫生组织和联合国粮农组织希望通过共同行动,尽量减少抗微生物耐药的出现和蔓延,因此成立三方合作机制。该合作旨在:①确保抗微生物药物在治疗动物或人体感染时的持续有效性;②促进抗微生物药物的合理使用;③确保高质量抗微生物药物的全球可获得性。

2. 工作机制

三方合作的活动,直接通过三方秘书处、年度三方执行会议以及2010年发布的三方概念说明等机制进行直接合作协调,具体包括以下方面。

(1)世卫组织综合监测抗微生物药物耐药性咨询小组。

世卫组织综合监测抗微生物药物耐药性咨询小组于2008年12月成立。目的是减少由食源性动物抗微生物药物使用导致的人类耐药相关健康危害。该小组成员来自世卫组织、世界动物卫生组织和联合国粮农组织及其他国际知名的抗微生物耐药相关多学科专家。

其职责包括:①支持世卫组织关于遏制食物中抗微生物药物耐药的活动;②为世卫组织抗微生物耐药联合监测的能力建设提供建议和支持,收集抗微生物药物使用数据;③审核和更新《对人类医学至关重要的抗微生物药物清单》;④支持实施世卫组织、世界动物卫生组织和联合国粮农组织三方的抗微生物耐药活动。

如前所说,通过该小组合作机制,世卫组织已经持续更新发布了第6版《对人类医学至关重要的抗微生物药物清单》,为医疗上重要的抗微生物药物排序提供证据支持,并用于指导管理非人类使用情形下抗微生物耐药风险。此外,前述实践中的《食源性细菌抗微生物耐药性综合监测指南》同样在AGISAR的技术支持下发布。

(2)全球可传人动物疾病(人畜共患疾病)预警系统(GLEWS+)。

2006年,为应对H5N1高致病性禽流感和严重急性呼吸系统综合征等健康威胁,世卫组织、世界动物卫生组织和联合国粮农组织共同建立了全球可传人动物疾病(人畜共患疾病)预警系统(Global Early Warning and Response System,GLEWS+)。

GLEWS+是三方共同建立的、追踪和核实动物和人畜共患疾病的监测系统;同时,是在"一个健康"背景下,全球抗微生物耐药监测的重要组成部分。GLEWS+提供了汇集专业知识、数据、功能网络、业务系统和利益相关方的全球平台,以改善组织间协调和支持成员国检测、预防和控制抗微生物耐药对健康和食物的威胁。

其目标包括：①增强对人类-动物-生态多系统潜在的健康威胁和事件的监测；②进行联合风险评估，以便迅速采取行动处理所有潜在的人类-动物-生态多系统的急性健康事件；③监测疾病事件，以协助预测地方性或季节性疾病的变化及相关的驱动因素，以便于做好人类-动物-生态多系统的卫生事件预防和准备活动；④确保在人类-动物-生态多系统出现对健康影响较大的事件时能够进行及时的协调和风险沟通。

GLEWS＋管理委员会(GMC)由世卫组织总干事或各组织的助理总干事或其提名人组成，负责对 GLEWS＋实施提供战略指导和监督；GLEWS＋还包括特别工作组，其由三个组织及其地区实体的指定 GLEWS＋联络人组成，这些联络点提供了世卫组织、世界动物卫生组织和联合国粮农组织的预警和反应系统的链接；特别工作组负责 GMC 批准后实施 GLEWS＋相关工作计划；由主要国际利益相关者组成的 GLEWS＋指导工作组将为 GLEWS＋活动提供建议和指导。

(3) 年度三方会议。

年度三方会议由世卫组织、世界动物卫生组织和联合国粮农组织交替组织。三方组织每周还会就关系到三方的共同事物进行交流沟通，并在联合国层面设有联络官员，以利于组织间共享信息并共同发表相关出版物。这三个组织的技术专家定期参加由伙伴组织举办的技术会议或咨询会议，有时候还可以代表伙伴组织参加高级别会议。

五、小结

(1) 战略规划。

世界卫生组织在抗微生物耐药治理中对以下内容进行了重点规划，包括：①加强对抗微生物耐药的认识和了解；②监测和研究；③加强感染预防与控制；④优化抗微生物药物在包括人类、动物和环境中的合理使用；⑤新药品、疫苗、诊断工具的研发。

(2) 实践情况。

世卫组织目前在抗微生物耐药全球治理中的实践活动可以概括为 4 个方面：①指导"世界提高抗微生物药物认识周"宣传活动；②完善全球抗微生物药物耐药性监测系统(GLASS)和食源性细菌抗微生物耐药性综合监测系统；③发布用于指导全球抗微生物耐药治理的知识材料(包括宣传材料、报告、目录、指南等)；④建立全球抗生素研发伙伴关系。其实践活动在全球范围内具有普适意义，且在很多方面重点考虑资源缺乏的国家。

(3) 未来计划。

世卫组织的下一步计划行动将在以下几个方面开展：①抗微生物耐药宣教方面进一步与公卫领域以外的专家、非政府组织合作；②进一步完善 GLASS 建设；③进一步完善感染预防与控制核心项目及疫苗研发；④进行抗微生物药物合理使用政策工具和指南国家试点，加强环境中抗微生物耐药相关知识研究；⑤发挥机构间协调小组的国际协调作用，推动全球研发议程，在经济上支持国家和地区。

（4）国际合作。

世卫组织作为在卫生领域具有国际领导地位的国际组织，其在抗微生物耐药治理中主要以与其他国际组织（重点包括联合国粮农组织和世界动物卫生组织）的合作为主。世卫组织、联合国粮农组织和世界动物卫生组织的国际三方合作是其在抗微生物耐药治理领域的典型合作机制。世卫组织合作中心作为世卫组织与成员国间的重要合作机制，在 GLASS 的建立过程中也发挥了举足轻重的作用。除此之外，世卫组织还积极与其他非政府组织（如 DNDi）等进行合作以促进新的抗微生物药物的研发。

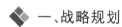

第二节　欧盟抗微生物耐药治理模式与多双边合作

◆ 一、战略规划

欧盟委员会早在 2011 年就发布了应对抗微生物耐药问题的地区行动计划：*Action plan against the rising threats from antimicrobial resistance*。该行动计划针对日益增加的抗微生物耐药威胁，确定了 7 项重点治理领域：①确保抗微生物药物在人类和动物中的合理使用；②加强感染预防与控制措施；③开发新的有效抗微生物药物或其他抗感染替代治疗；④加强国际合作以遏制抗微生物耐药问题；⑤监督、监测人用和动物抗微生物药物用药；⑥促进新型抗微生物药物研发；⑦加强抗微生物耐药相关的沟通、教育和培训。

在随后的计划实施中，欧盟意识到抗微生物耐药问题是需要多部门通力合作的全球健康问题，因此，在 2017 年发布了基于"一个健康（One health）"理念的进一步抗微生物耐药治理的行动计划①。该行动计划中，将已有的战略目标分为三大方面，包括：①使欧盟成为抗微生物耐药治理的最佳实践地区；②促进抗微生物耐药药物的研发和创新；③促使抗微生物耐药形成全球议程。基于以上战略目标，欧盟制定了具体分目标和行动（见表 1-3）。

①　European Commission. A European one health action plan against Antimicrobial Resistance (AMR). Luxembourg：European Commission，2017.

表 1-3　欧盟抗微生物药耐药治理地区战略规划

战略总目标	战略分目标	行　动
使欧盟成为抗微生物耐药治理最佳实践地区	1. 通过研究和监测，积累更多的相关证据，加强对微生物耐药的了解	
	（1）加强抗微生物耐药和抗微生物药物使用监测和报告	①审核调整欧盟相关的立法执行情况，包括农场养殖动物和食物中抗生物耐药监测立法，人传染病监测立法等； ②确定，评估引起动物传染病的耐药菌； ③支持人抗微生物耐药检测
	（2）从抗微生物耐药最佳循证分析和数据集中获益	①提供抗微生物药物使用与抗微生物药发生之间关联的循证数据（人和动物）； ②确定关键的抗微生物耐药和抗微生物药物消费主要结果指标，以衡量欧盟和成员国治理进展； ③开发帮助成员国评估抗微生物耐药经济负担对人群影响的模型，并估计国家耐药政策的成本效益
	（3）提高抗微生物耐药问题的意识和理解	①通过欧盟民意调查了解公众抗微生物药物的使用情况和相关知识； ②制定针对关键受众的特定交流工具，支持成员国提高人群抗微生物耐药工作的认识，为"欧洲提高抗生素药物认识宣传日"做出贡献
	2. 更好地实施和协调欧盟规则以解决抗微生物耐药问题	
	（1）提高成员国对于抗微生物耐药问题的响应协调程度	①在抗微生物耐药网络中定期提供有关信息； ②支持实施针对抗微生物耐药的国家级卫生行动计划； ③支持成员国开展协作活动的政策制定，以解决抗微生物耐药及相关感染问题； ④加强食品和兽医领域的协调和信息共享； ⑤与世卫组织合作，帮助欧盟成员国制订和实施针对抗微生物药的国家行动计划
	（2）更好地实施欧盟规则	①评估成员国执行欧盟立法的有效性，尤其是制订抗微生物耐药监测计划； ②为成员国主管部门和卫生专业人员制订抗微生物耐药培训计划； ③通过结构改革，支持服务，资助成员国设计和实施针对抗微生物耐药的政策

战略总目标	战略分目标	行　　　动
使欧盟成为抗微生物耐药治理最佳实践地区	3. 提高抗微生物药耐药的防控	
	（1）加强感染预防与控制措施	①支持感染预防与控制实践； ②与成员国一起资助弱势群体感染预防与控制活动，特别是耐药结核病菌感染的病人； ③促进人群疫苗接种； ④推动畜牧业（包括水产养殖）中减少抗微生物药物使用
	（2）促进抗微生物药物合理使用	①提高兽药产品和药物饲料管理的相关条例的依从性； ②制定针对人类医学的合理使用抗微生物药物指南； ③协助成员国实施欧盟关于在兽医中合理使用抗微生物药物的准则； ④审查陈旧抗微生物药物的效果与风险等相关信息，并考虑是否需要对成员国批准的药用途进行更改
	4. 更好地解决环境中抗微生物药耐药问题	
	（1）采用欧盟的战略方案解决环境中药物（残留物）问题	①采用欧盟的战略方法规定环境中的抗微生物药物用药问题； ②最大限度地利用现有监测数据，了解抗微生物药物耐药现状； ③增强健康风险科学委员会提供的环境相关抗微生物药物专业知识的作用
	（2）在抗微生物药耐药和抗微生物药物可获得性方面建立更强大的伙伴关系	①与人类健康、动物健康、食品、水和环境部门等利益相关方进行合作，以鼓励在医疗机构和食品中合理使用抗微生物药物并合理其废弃物； ②与利益相关者合作，确保人类和兽医抗微生物药物的供应以及持续使用安全药品包装（唯一标识符），以减少假药； ③帮助成员国利益相关者实施2019年将推出的人类抗微生物药替代品和疫苗的使用； ④在兽医药物委员会中讨论是否采用兽医抗微生物药物来解决抗微生物药物耐药问题

续表

战略总目标	战略分目标	行　　动
促进抗微生物药生物的研究、开发和创新	(1) 提高抗微生物耐药检测、加强感染防控等相关研究	①支持研发和评估用于防止不同环境中抗微生物耐药发生和传播的干预措施; ②支持抗微生物耐药的流行病学研究; ③支持研发用于早期(实时)检测人类和动物中耐药菌的新工具; ④支持在改善处方、自我健康管理、护理、提高抗微生物耐药认识方面的研究
	(2) 开发新的治疗药物和替代药物	①支持研发供人类和动物使用的新抗微生物药物和替代产品,或联合疗法; ②支持中小企业开展创新和替代治疗的研发工作,同时与欧洲药品管理局一起研发治疗或预防细菌感染的方法; ③建立一个欧洲范围的可持续发展的临床研究网络,加快临床药物研发,降低成本,改善临床研究的协调性; ④支持促进数字技术在研发中的应用
	(3) 开发新的预防性疫苗	①开发人类和动物的新型有效疫苗; ②进一步理解医疗和兽医中影响使用疫苗的阻碍因素
	(4) 开发新的诊断技术	①支持研发新的诊断工具; ②支持采用信息技术解决方案开发诊断感染的工具; ③鼓励在医学和兽医实践中采用新的诊断技术
	(5) 开发新的经济模型并采取激励措施	①增加对抗微生物耐药治理不同措施的社会成本和收益的证据研究; ②支持新经济模式研究,探索和分析促进新疗法、替代品、疫苗和诊断学发展的激励措施; ③分析新欧盟新经济商业模式的监管工具和激励措施(特别是孤儿药和儿科药立法),将其应用于新型抗微生物药物和创新替代药物产品的研发中; ④鼓励成员国参考欧盟新经济商业模式项目的研究结果和建议; ⑤开发新的或改进卫生技术评估的方法并促进建立公认的方法学基础

战略总目标	战略分目标	行动
促进抗微生物耐药的研究、开发和创新	（6）增强对环境中如何产生抗微生物耐药及其传播预防的知识、工具、技术的认识	①支持对耐药菌和抗微生物药如何在环境中循环、传播的知识空白的研究； ②在科学研究的支持下探索下探索风险评估方法，并评估环境中抗微生物药对人类和动物健康的风险； ③支持研发监测环境中抗微生物药物和耐药菌的新工具； ④支持开发能够快速降解废水和环境中的抗微生物药物并减少抗微生物药传播的技术
形成全球议程	（1）更强大的全球形象	①继续积极促进与世卫组织、世界动物卫生组织、联合国粮农组织和食品法典委员会等的合作，促进制定与抗微生物药相关的宏大的国际目标/标准/规范/准则/方法、微生物耐药和环境的国际框架和标准； ②加强与世卫组织及其成员国合作，促进 GLASS 监测系统的开发，提高对于抗微生物药的认识，并促进感染防控等关键领域的技术合作； ③加强对人用药品注册技术国际协调会议和相关国际准则/标准/规范的支持； ④继续致力于简置环境中抗微生物药同题的政治和行动，包括联合论坛、G7 和 G20； ⑤加强与联合国"国际化学品管理战略方针"关于环境中新出现的药品政策同题的工作协同； ⑥分析与 G7 成员合作建立全球抗微生物药临床研究网络的可行性； ⑦继续加强跨大西洋抗生素耐药性专题小组（TATFAR）内的持续合作； ⑧促进欧洲药品管理局与其他监管机构在新型的、有前景的抗微生物药物开发计划上的国际协同监管
	（2）更强大的双边伙伴关系	①主张在贸易协定中考虑抗微生物药的欧盟标准和措施，并将其纳入贸易协定的合作安排中； ②与全球主要参与者和战略国家（如巴西、中国、印度）进行合作，倡导抗微生物药最佳实践，通过分享经验、倡导抗微生物药最佳实践，为实现世卫组织抗微生物药治理全球行动计划目标做出贡献； ③支持欧盟候选国、可能的欧盟候选国和欧洲邻近国家，促进其实施与欧盟标准一致的抗微生物药治理的实践工作分享观点； ④邀请欧洲议会、成员国和利益相关者就确保抗微生物药合理治理的立法建议；

第一章　国际组织的抗微生物耐药治理模式与多边合作

续表

战略总目标	战略分目标	行　动
形成全球议程	（3）与发展中国家合作	①通过诸如全球疫苗免疫联盟（GAVI）的传染病项目继续为降低最不发达国家抗微生物耐药作出贡献； ②通过在"更好的培训、更好的食物"健康领域耐药生物耐药战略，组织抗微生物耐药区域培训、讲习班等，协助制定食品安全和动物健康领域的抗微生物耐药战略； ③酌情通过国际合作和发展工具（如全球公共产品和挑战组织、欧洲管理发展基金会）支持伙伴国家关于抗微生物耐药的政策举措； ④支持在伙伴国家开展有弹性的卫生系统建设
	（4）形成全球议程	①通过促进国际研究组织之间的对话和合作，改进研究活动的全球协调； ②支持在抗微生物耐药性联合倡议下建立一个虚拟研究机构； ③在欧洲和发展中国家临床试验伙伴关系范围内继续与撒哈拉以南非洲地区进行合作研究，特别是在结核病、艾滋病毒/艾滋病、疟疾和被忽视的疾病； ④促进全球动物和人畜共患传染病研究协调战略联盟关于抗微生物耐药在动物健康领域的国际研究合作

◆ 二、实践情况

为实现以上战略规划,欧盟近年来重点推动人群抗微生物耐药意识提升,加强国际合作应对抗微生物耐药问题,建立完善的抗微生物耐药监测和抗微生物药物使用系统,并定期出台研究和监测报告,基于"一个健康"理念,纳入兽用、食品用抗微生物药物的相关管理。具体包括六大方面主要实践:①"欧洲提高抗生素药物认识宣传日";②成立跨大西洋抗生素耐药性专题小组(TATFAR),加强应对抗微生物耐药合作伙伴关系;③建立抗微生物耐药"一个健康"网络;④发布抗微生物药物合理使用相关报告;⑤出台欧盟减少畜牧业使用抗微生物药物的措施及其对食品安全影响的联合科学意见;⑥构建欧洲抗微生物药物耐药性监测网络(EARS-Net)和欧洲抗微生物药物消费情况监测网络(ESAC-Net)。各主要实践措施内容如下。

(一)"欧洲提高抗生素药物认识宣传日"

为了提高人们对这个问题的认识,欧洲疾病预防与控制中心建立了"欧洲提高抗生素药物认识宣传日",目的在于为欧盟国家在慎重使用抗微生物药物方面的宣传活动提供平台和支持。与世卫组织的"世界提高抗微生物药物认识周"同步,每年11月份选取某日是"欧洲提高抗生素药物认识宣传日",现在已经发展成为一个有全球影响的平台。欧盟委员会采取"一个健康"理念与欧盟以外的许多国家以及相关利益者合作。每年的宣传日主题和世卫组织相呼应。如2017年第十个"欧洲提高抗生素药物认识宣传日"中,强调了提高公众对抗微生物耐药的认识以及谨慎使用抗微生物药物的重要性。2016年的主题是"未来就把握在现在",活动总结了过去欧盟应对抗微生物药物耐药的经验教训,并对未来的工作进行了展望。[①]

(二)成立跨大西洋抗生素耐药性专题小组(TATFAR),加强应对抗微生物耐药合作伙伴关系

TATFAR于2009年"美国-欧盟联合应对抗微生物耐药总统峰会"(简称"美国-欧盟峰会")后成立。成员通过分享抗微生物耐药方面的技术指导、有效实践、新兴趋势、预警信息和其他可适用于全球范围内的科学建议,来提高应对抗微生物耐药的能力。通过政府机构间的合作增强协同和沟通,从而加强国家和全球层面的抗微生物耐药治理能力。

TATFAR通过两年一次的成员见面会进行合作规划和协调,并对下一个合作期间的技术活动进行商讨,支持其合作伙伴(美国、欧盟、加拿大和挪威)对

---

① ECDC. European Antibiotic Awareness Day(EAAD).[2020-05-29]. https://antibiotic. ecdc. europa. eu/en.

于抗微生物耐药治理的相关实践。此外，TATFAR还持续与其他相关国际组织保持信息交流，旨在建立适用于TATFAR成员及全球合作伙伴的抗微生物耐药治理相关工具和模型。

2015年10月22日至23日，近80位抗微生物耐药国际专家在卢森堡召开了见面会，会后进一步召开了TATFAR合作伙伴的非公开会议，制定、审核下一个执行阶段的抗微生物耐药治理行动。2017年9月27日，欧盟委员会健康与食品安全局主办了TATFAR政策对话视频会议。来自美国、加拿大、挪威和欧盟的TATFAR抗微生物耐药高级政策顾问通过电话、视频和其他互联网方式，共享和完善了抗微生物耐药治理目标、抗微生物耐药测量方法、并指导抗菌药物合理使用、激励研发、交流总体政策目标和方法。2018年3月7—9日TATFAR成员于亚特兰大的见面会上共同探讨了目前抗微生物耐药工作实践。围绕着TATFAR的三个关键领域：改善医疗和兽医中抗微生物药物的合理使用；预防医疗保健和社区相关的耐药性感染；制定改进新型抗微生物药物研发渠道。

目前，TATFAR的技术专家同行合作产出了以下显著成果[1]，包括：①为讨论开发新的诊断试剂和协调类似的临床试验创造了独特的同行和专家合作渠道；②对伙伴国家制定的减少人抗微生物药物使用量的目标进行了审核，并草拟摘要用以期刊发表；③扩展抗微生物耐药相关的专业知识；④总结了抗微生物药物研发的经济诱因并发表论文。

（三）建立抗微生物耐药"一个健康"网络

随着欧盟抗微生物耐药的不断发生及其导致的跨境健康威胁不断深入，识别和分享成员国的成功战略经验至关重要。为协助并加速合作，2017年初，欧盟委员会成立了由人类健康、动物健康和环境部门的政府专家组成的抗微生物耐药"一个健康"网络，以及构建了从事人类和动物健康部门工作的欧盟科学机构（包括欧洲疾病预防与控制中心、欧洲药品管理局、欧洲食品安全局）。该网络致力于促进成员间的相互学习、分享创新观点、建立共识和比较关键领域进展，并在必要时加强国家间抗微生物耐药治理工作。

每两年一次会议为网络成员提供了一个分享国家行动计划、最佳实践、最新进展、政策选择以及商讨如何加强协调的平台。2018年2月5日，由欧盟委员会主持的第二次欧盟抗微生物耐药"一个健康"网络会议在布鲁塞尔召开。来自所有28个欧盟国家的首席兽医领域官员和主要公共卫生官员、委员会专

---

① CDC. Transatlantic Taskforce on Antimicrobial Resistance（TATFAR）actions & recommendations.［2020-05-29］. https：//www.cdc.gov/drugresistance/tatfar/tatfar-recomendations. html.

家和欧盟机构的代表参加了会议。会上,欧盟委员会介绍了欧盟抗微生物耐药行动计划的进展情况、环境中抗微生物药物使用方面的战略方针、支持发展中国家的活动以及组织改革支持服务(Structural Reform Support Services,SRSS)下的资助机会。欧洲疾病预防与控制中心、欧洲药品管理局、欧洲食品安全局就如何利用抗微生物耐药监测和抗微生物药物消费监测的结果提供了建议。[①]

(四)发布抗微生物药物合理使用相关报告

为应对抗微生物耐药的威胁,2001 年 11 月 15 日欧盟理事会向成员国提出了合理使用人类医学抗微生物药物(2002/77/EC)的建议,要求成员国制定有关监测、教育、信息、预防和控制以及研究方面的政策,同时还建议成员国制定国家治理战略和国家行动计划以遏制抗微生物耐药问题并建立跨部门机制。国家行动计划及合作机制旨在确保:①所有卫生部门(医院、疗养院和其他长期护理中心以及门诊护理机构)的抗微生物耐药问题均能够得到解决;②提供充足的资源;③协调医院感染防控和患者安全战略,同时加强监测评估系统和预防控制措施。

2015 年欧盟发布了"合理使用动物抗微生物药物指南",强调了合理使用动物抗微生物药物的原则:①使用抗微生物药物前需要考虑的问题;②使用极其重要的抗微生物药物前需要考虑的特定情况;③动物通过饲料和饮用水可能摄入抗微生物药物的情况;④各个利益相关者在应对抗微生物耐药方面的责任,包括医生、抗微生物药物管理者、药企、药师、零售商和批发商、饲料企业、食品企业、兽医学院和农业院校、兽医专家协会、企业协会、农业协会、当局主管部门以及科研部门。指南还提出要增强意识,加强执行和问责,通过感染预防与控制减少抗微生物药物的使用,监督监测以及制定国家战略等。[②]

(五)出台减少畜牧业使用抗微生物药物的措施及其对食品安全影响的联合科学意见

2017 年,欧洲药品管理局和欧洲食品安全局联合审核了欧盟采取的以减少食品、动物生产过程中对抗微生物药物的需求和使用措施,并依据评价结果发表了对于食品和畜牧业使用抗微生物药物的联合科学意见和推荐措施。这些措施包括:制定国家减少使用的目标,制定抗微生物药物使用基准,控制处方和限制使用特定抗微生物药物,以及改善畜牧业中抗微生物药物使用和疾病防控措施。

---

① European Commission. AMR one health network. [2020-05-29]. https://ec. europa. eu/health/amr/events/ev_20180205_en.

② European Commission. Publication of Guidelines on the prudent use of antimicrobials in veterinary medicine. [2020-05-29]. http://eur-lex. europa. eu/legal-content/EN/TXT/? uri = CELEX: 52015XC0911%2801%29.

尽管有证据表明减少抗微生物药物使用与抗微生物耐药降低之间存在关联,但是导致抗微生物耐药的原因有很多,单一措施的影响很难量化。为了尽量减少抗微生物药物的使用,应根据当地情况,采取多方面的综合方法。推荐的策略(非优先)包括:制定国家战略,建立抗微生物药物使用和抗微生物耐药的统一监测系统,制定减少抗微生物药物使用的国家目标,实施"健康农场"计划;限制兽医的抗微生物药物处方行为,通过教育、培训提高公众意识,增加快速诊断设备的可及性,完善疾病防控的管理程序;改善畜牧生产系统以减少潜在的疾病风险。[1]

(六)构建欧洲抗微生物药物耐药性监测网络(EARS-Net)和欧洲抗微生物药物消费情况监测网络(ESAC-Net)

欧洲抗微生物药物耐药性监测网络(EARS-Net)是欧洲最大的公立抗微生物耐药监测系统,其监测数据在提高各个层面人群(政治层面、公共卫生官员、科学界和普通公众)的微生物耐药认识和理解方面发挥着重要作用。通过"欧洲疾病预防与控制中心的传染病监测地图集"供公共查阅,每年的监测年度报告和其他科学出版物中进一步提供了更详细的数据分析;EARS-Net 由欧洲疾病预防与控制中心下设的协调委员会进行管理和协调。

EARS-Net 的目标是:收集具有可比性、代表性和准确性的抗微生物耐药数据;分析欧洲抗微生物耐药的时空变化趋势;为治理决策提供及时的抗微生物耐药数据;支持持续实施和改进国家抗微生物耐药监测计划;通过年度外部质量评估(EQA,Eternal Quality Assessment)努力提高诊断准确性。

而 ESAC-Net 是一个覆盖大部分欧洲范围的抗微生物药物消费监测网络,该网络收集和分析了社区和医院两个层面的抗微生物药物消费数据,这些数据信息会及时地反馈给欧盟和欧洲经济区/欧洲自由贸易联盟国家,并为监测这些国家抗微生物药物合理使用的进展奠定基础。目前,欧洲疾病预防与控制中心负责 ESAC-Net 的协调工作。[2][3]

◆ 三、国际合作

欧盟本身作为多国家联合的地区组织,内部存在抗微生物耐药合作机制;

---

[1] EMA Committee for Medicinal Products for Veterinary Use(CUMP),EFSA Panel on Biological Hazards(BIOHAZ). EMA and EFSA Joint Scientific Opinion on measures to reduce the need to use antimicrobial agents in animal husbandry in the European Union,and the resulting impacts on food safety (RONAFA). EFSA Journal,2017,15(1):4666.

[2] ECDC. European antimicrobial resistance surveillance network. [2020-05-29]. http://ecdc.europa. eu/en/activities/surveillance/EARS-Net/Pages/index. aspx.

[3] ECDC. European surveillance of antimicrobial consumption. [2020-05-29]. http://ecdc. europa. eu/en/activities/surveillance/ESAC-Net/Pages/index. aspx.

同时,其与外部国家或国际组织进行合作,进一步参与抗微生物耐药的全球治理。欧盟主要的国际合作机制包括跨大西洋抗生素耐药性专题小组(TATFAR)、抗微生物耐药联合倡议组织(Joint Programming Initiative on Antimicrobial Resistance,JPIAMR)和欧盟内部抗微生物耐药治理合作。

（一）TATFAR

1. 合作背景和目标

2009年"美国-欧盟峰会"宣言标志其在抗微生物耐药日益增长成为全球威胁的认识上达成一致。美国和欧盟认为需要共同努力解决这一紧急问题。TATFAR也在该背景下产生。成立之初,TATFAR就确定并通过了17项有关美国和欧盟未来合作的建议,用以通过合作交流和分享经验等方式促进抗微生物耐药的国家治理和全球治理。

TATFAR的工作涉及以下三个关键领域:①在医学和兽医领域合理使用抗微生物药物预防耐药性感染;②改进新型抗微生物药物和诊断设备的研发途径;③维持市场上良好的药物竞争战略。具体职责包括:①促进TATFAR合作伙伴(欧盟、美国、加拿大和挪威)有关预防和控制抗微生物耐药实践和计划信息交换;②积极促进有效的全球对话并推广最佳抗微生物耐药实践;③提供共享学习的机会,促进欧盟、美国、加拿大和挪威之间的信息交流、协调与合作。

2. 人员组成

TATFAR是欧盟与美国、加拿大(截至2009年)和挪威(截至2015年)的联合合作。TATFAR由欧盟和美国领导。该工作组由欧盟委员会公共卫生局局长和美国卫生与人类服务部全球事务助理秘书长共同主持。联合主席将领导(或指派一名代表领导)TATFAR会议并审查和批准TATFAR产出。

其中来自美国的政府机构包括:卫生与公众服务部、疾病预防与控制中心、食品和药物管理局、国立卫生研究院、国家过敏和传染病研究所、生物医学高级研究与发展局和美国农业部。来自欧盟的机构包括:欧盟-健康与消费者总司、欧盟委员会-研究和创新总局、欧洲疾病预防与控制中心、欧洲药品管理局、欧洲食品安全局以及欧盟理事会。来自加拿大的机构包括:加拿大公共卫生署、加拿大健康研究所、加拿大卫生部、加拿大食品检验局、加拿大农业及农业食品部。来自挪威的机构包括:挪威公共卫生研究所和挪威兽医学院。

自2014年起,美国疾病预防与控制中心为TATFAR提供秘书处,秘书处处理组织和管理工作等日常安排的行政问题。疾病预防与控制中心担任秘书处的牵头职位,成员国政府联络点负责人和协助工作组活动的其他代表属于秘书处,为TATFAR协调员。

3. 合作机制

TATFAR成员代表确定技术专家(或实施者)开展合作行动。TATFAR

工作可以由非 TATFAR 机构成员的组织和个人进行；同时，TATFAR 机构成员需要对开展的工作全面负责。合作领域主要通过行动提案来实现。

（1）持续行动。

每个行动的执行者将为会议和沟通内容建立自己的时间表。实施者将每半年报告一次 TATFAR 工作的进展情况。

（2）旧行动。

如果工作进展停滞或工作已经完成，工作组会建议退出该行动。该行动的共同领导将向 TATFAR 的全体成员提出退出建议和理由。行动的退出可以通过电子邮件或全体成员的 TATFAR 会议完成。

（3）新行动。

TATFAR 成员可以在实施期间提出在中途合作的新行动。成员将负责起草行动并在全体成员会议上将其呈现给 TATFAR 的全体成员。

新行动的提案应包括：该行动将包括的关键领域、合作领域、简要的问题描述、工作描述、提议的实施者、提议实施工作的时间表和重要时间节点、TATFAR 有关采取新行动的建议。在某些情况下，TATFAR 可能需要进行可行性评估，然后才能批准提议的行动。

工作组的正式成员每半年举行一次会议（电话会议或视频会议），并在执行期五年中途举行一次面对面会议。工作组每年审查进展情况，并通过在网站上发布报告来提高透明度。

秘书处定期与 TATFAR 协调员沟通，以促进 TATFAR 目标和相关重要事件的执行；秘书处还负责安排并准备半年度 TATFAR 会议和工作组会议的议程；酌情为 TATFAR 和工作组会议准备会议记录或会议摘要；做好电子信息系统的维护来跟踪行动进展；维护 TATFAR 网站；促进 TATFAR 通信建设；起草 TATFAR 文件和报告；协调外部活动等。[①]

（二）JPIAMR

1. 组建背景

尽管抗微生物药物的滥用导致了抗微生物耐药情况蔓延，使得很多抗微生物药物治疗无效，但目前少有新药开发，且相关的资金和研究工作分散。JPIAMR 在此背景下产生，旨在通过创建协作平台来调整资源，最大限度地开展抗微生物耐药相关的研究工作，并促进信息交流。

JPIAMR 目标主要包括：①开发新的预防和治疗抗微生物耐药问题的方

---

① CDC. Transatlantic Taskforce on Antimicrobial Resistance （TATFAR） actions &. recommendations. ［2020-05-29］. https：//www. cdc. gov/drugresistance/tatfar/tatfar-recomendations. html.

法;②在卫生服务和护理基础设施建设中更多地融入抗微生物耐药相关研究成果;③减少人类和动物中不合理的抗微生物药物使用;④积极提高治疗、护理和生活质量;⑤增加抗微生物耐药负担的可视化和研究的指导作用;⑥促进国家和国际战略的发展。

2. 人员组成

JPIAMR 目前包括 28 个成员国,主要分布于欧洲。除此之外,还包括加拿大、阿根廷、日本、韩国、南非、印度、以色列和埃及等 8 个非欧洲国家。

JPIAMR 的治理结构包括管理委员会、指导委员会、科学顾问委员会和秘书处(见图 1-1)。

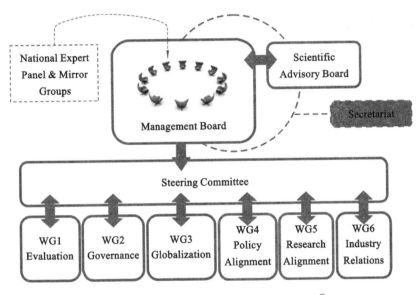

图 1-1　抗微生物耐药联合倡议的组织结构①

①管理委员会(Management Board,MB)是 JPIAMR 的主要决策机构。它包括每个成员国的两名代表,并由政府授权。管理委员会每年都会定期举行会议。

②指导委员会(Steering Committee)给 JPIAMR 提供指导方向。其是实现 JPIAMR 使命的战略投入。

③科学顾问委员会(Scientific Advisory Board,SAB)协助管理委员会并为 JPIAMR 在所有科学问题上提供支持,包括制定战略研究议程(SRA),根据社会需求和新科学证据提出科学优先事项。它也同时支持 SRA 活动的实施。

④秘书处由瑞典斯德哥尔摩研究理事会负责。

---

①　JPIAMR. About JPIAMR：Governance. ［2020-05-29］. https：//www. jpiamr. eu/about/organisation/.

3. 合作机制

JPIAMAR 主要通过协调支持行动（Coordination and Support Action，CSA）运行。CSA 通过合同的形式存在，并获得欧盟委员会的资助。目前包括两项已经完成或正在运行的 CSA，分别是 CSA 1.0 2012—2016（合同号：323209）和 CSA 2.0 2017—2020（合同号：733296）。

1）协调和支持行动（CSA 1.0 2012—2016）

在 JPIAMR 的参与国家中，有 8 个是 CSA 1.0 联盟的成员。CSA 将其工作分成了 6 个具体的工作包（Work Package，WP），以便于 JPIAMR 能够在合作伙伴关系中快速实施。

①WP1：高效工作所需的协调和管理。

②WP2：沟通策略。

③WP3：战略研究议程。

④WP4：合作项目实施。

⑤WP5：利益相关者的参与。

⑥WP6：制定评估框架，并制定知识产权规则。

JPIAMR 的目标是通过这种方式跨国界整合相关科学研究，通过协调各个国家，创建共同的愿景，最终实现欧洲共同的研究议程。

2）JPIAMR-EC 协调和支持行动（CSA 2.0 2017—2020）

JPIAMR 通过协调和支持行动开放性会谈（EXEDRA）获得了欧洲委员会的支持，合同号为 733296。JPIAMR"EXEDRA 2017—2020"建立在 2016 年 2 月结束的 CSA 1.0 的工作基础上。它将保持 JPIAMR 的目标、任务和工作之间的连续性，为即将到来的 EXEDRA 2017—2020 实施和拓展阶段提供强有力的支持。该项目将在 JPIAMR 成员内的研究和创新政策和计划中融入 AMR 联合规划的理念。

JPIAMR CSA 2.0（EXEDRA 2017—2020）的主要目标是在全球范围内扩大 JPIAMR，并创建一个长期的可持续治理结构，协调国家间的资助和协作行动，支持实施 JPIAMR 战略研究议程。[1][2]

（三）欧盟内部抗微生物耐药治理合作

欧盟的抗微生物耐药治理工作由欧盟委员会牵头，辅助部门包括成员国、欧洲共同体、欧洲议会、欧洲药品管理局、欧洲食品安全局和欧洲疾控中心。各个部门间通过以下方式进行组织协调（见图 1-2）。

---

[1] JPIAMR. Participating members. ［2020-05-29］. https://www.jpiamr.eu/about/participating-members/.

[2] JPIAMR. Coordination and support action 2012—2016. ［2020-05-29］. https://www.jpiamr.eu/about/organisation/secretariat/.

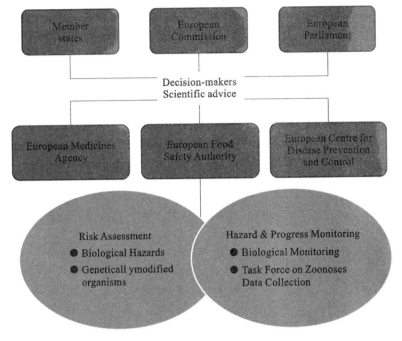

图 1-2 欧盟各组织间的协调方式[①]

其中,关键成员包括欧洲疾控中心、欧洲药品管理局和欧洲食品安全局,其具体职责如下。

(1)欧洲疾病预防与控制中心(ECDC)在抗微生物耐药的三个关键战略领域开展工作:①为抗微生物耐药治理提供高效的决策依据;②加强针对抗微生物耐药的公共卫生系统;③支持应对抗微生物耐药带来的公共卫生威胁。

(2)欧洲药品管理局(EMA)的职责是促进欧盟内公共健康和动物健康,提高药品评估和监督方面的科学水平。具体包括以下五个方面:①促进抗微生物药物的研发和可及性;②评估市场授权申请;③在整个生命周期中监控抗微生物药品的安全性;④协调监督制药公司遵守药物警戒义务;⑤为医护人员和患者提供信息。

(3)欧洲食品安全局(EFSA)在抗微生物耐药治理中向风险管理人员提供科学支持,并采取综合方法处理抗微生物耐药问题。同时,监测和分析食物中的抗微生物耐药情况,进行风险评估并提出政策建议。

---

① Briers E. Patient engagement and Patient Expert Centre (PEC). [2020-05-29]. https://www. afmps. be/sites/default/files/content/patient_engagement_and_pec_erik_briers. pdf.

◆ 四、治理效果

欧盟抗微生物耐药治理效果主要从抗微生物耐药和抗微生物药物消费使用两个方面进行阐述。欧盟监测的抗微生物耐药菌包括：肺炎克雷伯菌、大肠埃希氏菌、不动杆菌属、耐甲氧西林金黄色葡萄球菌和耐万古霉素肠球菌。抗微生物药物消费主要从社区一级以及医院一级进行监测。

（一）数据来源

欧盟的数据来源于欧洲抗微生物药物耐药性监测网络（EARS-Net）和欧洲抗微生物药物消费情况监测网络（ESAC-Net）。[1][2]

（二）欧盟抗微生物药物耐药性治理效果

1. 肺炎克雷伯菌

在欧洲，肺炎克雷伯菌的耐药性是一个严重的公共卫生问题。EARS-Net 2016 年报告的肺炎克雷伯菌分离株中对至少一种监测下的抗微生物药物组（氟喹诺酮类、第三代头孢菌素类、氨基糖苷类和碳青霉烯类）具有耐药性的数量超过三分之一，对多种抗微生物药物组的耐药性更为常见。肺炎克雷伯菌耐药性的分布也呈现出地区梯度性，即欧洲北部国家的耐药率普遍较低，而欧洲南部和东南部的耐药率较高。

总体来看，2012—2015 年间，肺炎克雷伯菌对氟喹诺酮类，第三代头孢菌素类、氨基糖苷类任意或多种抗微生物药物的耐药率在欧洲显著增加，从 2012 年的 17.7％升高至 2015 年的 18.6％。但对于不同国家来说，情况有所区别。大部分的国家肺炎克雷伯菌的耐药率保持稳定，部分国家的耐药率出现了显著下降（如希腊），而部分国家的耐药率显著上升（如芬兰）。不同国家间，肺炎克雷伯菌耐药情况也同样存在较大差异，从最低的 0.0％检出率（冰岛）到最高的 59.6％检出率（斯洛伐克）。各个欧洲国家 2012—2015 年间肺炎克雷伯菌对氟喹诺酮类、第三代头孢菌素类、氨基糖苷类耐药性检出情况详见表 1-4。

---

[1]　ECDC. Summary of the latest data on antibiotic resistance in the European Union. ［2020-05-29］. https://www. ecdc. europa. eu/en/publications-data/summary-latest-data-antibiotic-resistance-european-union.

[2]　ECDC. Summary of the latest data on antibiotic consumption in the European Union：2016. ［2020-05-29］. https://www. ecdc. europa. eu/en/publications-data/summary-latest-data-antibiotic-consumption-eu-2016.

表 1-4　2012—2015 年欧洲各国耐氟喹诺酮类、第三代头孢菌素类、
氨基糖苷类肺炎克雷伯菌检测数及检出率①

国家	2012 年		2013 年		2014 年		2015 年		时间趋势
	检验数	检出率(%)	检验数	检出率(%)	检验数	检出率(%)	检验数	检出率(%)	
冰岛	14	0.0	28	0.0	28	0.0	35	0.0	—
丹麦	577	3.1	519	3.5	925	3.1	524	1.1	↓
芬兰	516	0.2	514	0.4	556	1.4	623	1.1	↑
瑞典	977	1.4	1235	1.7	623	1.4	860	1.9	—
挪威	593	1.5	616	1.8	744	3.9	699	2.3	—
荷兰	667	2.7	630	2.2	865	2.0	908	3.0	—
德国	663	6.2	753	7.0	979	5.3	1515	3.1	↓
奥地利	827	4.0	837	3.6	900	3.2	936	3.3	—
英国	913	2.3	1070	4.8	975	3.1	906	4.2	—
爱尔兰	326	3.4	316	7.9	353	7.4	387	7.2	—
比利时	411	8.5	464	8.2	341	7.9	353	9.3	—
西班牙	1150	8.9	1241	11.2	1263	10.1	1488	11.7	—
卢森堡	50	20.0	53	17.0	66	16.7	60	13.3	—
马耳他	57	19.3	69	20.3	101	26.7	92	15.2	—
斯洛文尼亚	254	17.3	245	15.9	233	18.9	237	16.9	—
塞浦路斯	65	9.2	68	5.9	80	15.0	62	17.7	—
爱沙尼亚	86	10.5	87	9.2	131	11.5	36	22.2	—
法国	1097	19.2	1916	22.9	2172	23.7	2324	22.5	—
葡萄牙	776	25.1	909	21.7	1705	22.8	2084	25.0	—
保加利亚	126	36.5	132	35.6	143	44.1	84	28.6	—
意大利	752	33.9	1360	29.6	1164	32.0	1940	29.7	—
匈牙利	480	37.9	549	32.2	636	28.6	698	30.2	↓
克罗地亚	331	30.8	367	30.0	330	30.6	380	32.4	—
拉脱维亚	78	42.3	88	39.8	104	41.3	112	36.6	—
立陶宛	184	52.2	144	33.3	152	35.5	178	39.9	↓
捷克	1399	41.8	1291	38.3	1382	38.7	1416	41.5	—
希腊	1426	57.0	1164	51.5	1061	55.1	1160	46.7	↓

① ECDC. Summary of the latest data on antibiotic resistance in the European Union. [2020-05-29]. https://www. ecdc. europa. eu/en/publications-data/summary-latest-data-antibiotic-resistance-european-union.

国家	2012 年		2013 年		2014 年		2015 年		时间趋势
	检验数	检出率（%）	检验数	检出率（%）	检验数	检出率（%）	检验数	检出率（%）	
罗马尼亚	97	42.3	210	42.9	247	56.3	261	49.8	—
波兰	350	50.3	350	54.3	443	54.6	645	54.0	—
斯洛伐克	375	55.5	486	57.8	493	63.3	468	59.6	—
欧洲	15617	17.7	17711	18.9	19195	19.1	21871	18.6	↑

对于感染多重耐药的肺炎克雷伯菌的患者,碳青霉烯类抗微生物药物是为数不多的可以用于治疗的药物。尽管 2012—2015 年的监测数据表明,肺炎克雷伯菌对碳青霉烯类抗微生物药物的耐药率还处于较低水平,但是其从 2012年的 6.2% 显著增加到了 2015 年的 8.1%。更重要的是,对于碳青霉烯类耐药的肺炎克雷伯菌还增加了此菌株对于其他三类抗微生物药物的耐药率(氟喹诺酮类、第三代头孢菌素类、氨基糖苷类)。尽管对于大部分欧洲国家来说,抗碳青霉烯类的肺炎克雷伯菌耐药率还保持稳定,但是西班牙、葡萄牙、罗马尼亚等国家的耐药率在 2012—2015 年显著增加。各个欧洲国家内部的耐药率情况同样存在较大差异,范围从 0.0% 至 61.9% 不等(见表 1-5)。

表 1-5　2012—2015 年欧洲各国耐碳青霉烯类肺炎克雷伯菌检测数及检出率[1]

国家	2012 年		2013 年		2014 年		2015 年		时间趋势
	检验数	检出率（%）	检验数	检出率（%）	检验数	检出率（%）	检验数	检出率（%）	
丹麦	690	0.3	645	0.2	830	0.2	846	0.0	—
爱沙尼亚	79	1.3	74	2.7	92	0.0	56	0.0	—
芬兰	536	0.0	550	0.0	583	0.0	658	0.0	—
冰岛	16	0.0	28	0.0	28	0.0	35	0.0	—
拉脱维亚	77	0.0	92	0.0	118	1.7	112	0.0	—
立陶宛	185	0.0	144	0.0	154	1.3	177	0.0	—
卢森堡	48	0.0	53	1.9	66	1.5	60	0.0	—
瑞典	977	0.1	1269	0.0	978	0.0	900	0.0	—
德国	661	0.0	763	0.7	1006	0.7	1520	0.1	—
匈牙利	481	2.9	531	1.7	621	1.1	687	0.1	—

[1]　ECDC. Summary of the latest data on antibiotic resistance in the European Union. [2020-05-29]. https://www. ecdc. europa. eu/en/publications-data/summary-latest-data-antibiotic-resistance-european-union.

国家	2012 年		2013 年		2014 年		2015 年		时间趋势
	检验数	检出率（%）	检验数	检出率（%）	检验数	检出率（%）	检验数	检出率（%）	
荷兰	684	0.1	646	0.2	903	0.2	907	0.1	↓
挪威	623	0.5	645	0.2	746	0.0	700	0.1	—
捷克	1307	0.3	1133	0.5	1148	0.1	1100	0.3	—
英国	888	0.5	1051	0.5	1069	0.8	962	0.4	—
比利时	545	0.7	618	0.3	429	0.5	389	0.5	—
法国	1627	0.5	1842	0.7	2103	0.5	2244	0.5	—
爱尔兰	338	0.0	317	0.3	353	0.6	389	0.5	—
波兰	359	0.8	370	0.8	451	1.3	660	0.5	—
奥地利	738	0.8	910	1.2	971	0.6	1022	0.8	—
斯洛伐克	331	6.3	342	0.6	456	2.6	436	0.9	—
斯洛文尼亚	254	0.4	245	0.4	233	0.9	237	1.3	↓
西班牙	1152	0.8	1241	1.6	1266	2.3	1483	2.2	↑
克罗地亚	331	0.0	376	0.5	334	0.9	380	2.4	—
保加利亚	108	1.9	129	0.0	139	7.2	95	3.2	—
葡萄牙	749	0.7	904	1.8	1701	1.8	2085	3.4	↑
马耳他	57	3.5	69	5.8	101	9.9	92	5.4	—
塞浦路斯	65	9.2	68	5.9	80	5.0	62	12.9	—
罗马尼亚	102	13.7	215	20.5	257	31.5	271	24.7	↑
意大利	845	29.1	1453	34.3	1315	32.9	1999	33.5	—
希腊	1460	60.5	1209	59.4	1088	62.3	1185	61.9	—
欧洲	16287	6.2	17932	8.2	19619	7.1	21749	8.1	↑

2. 大肠埃希菌

大肠埃希菌是世界范围内导致血流感染、社区获得性尿路感染和医院获得性尿路感染的最常见病原菌。在欧洲,大肠埃希菌对于常用抗微生物药物的耐药率持续增加。2015 年,EARS-Net 监测网显示:超过半数的大肠埃希菌对至少一组抗菌药物耐药,包括氨基青霉素、氟喹诺酮类、第三代头孢菌素类、氨基糖苷类和碳青霉烯类。大肠埃希菌的耐药率分布同样存在地区差异,欧洲南部和东南部的耐药率最高。

其中,2012—2015 年,大肠埃希菌对第三代头孢菌素的耐药率显著增加,从 2012 年的 11.9% 增加至 2015 年的 13.1%。对于不同国家来说,大肠埃希菌对第三代头孢菌素的耐药率存在巨大差异,最低的为冰岛的 1.7%,最高的为保加利亚的 38.5%。2012—2015 年,大肠埃希菌对第三代头孢菌素耐药率的变化,不同国家同样存在较大差异,2 个国家的耐药率显著降低,分别是英国和西班牙。而许多国家的耐药率显著增加,分别是挪威、瑞典、比利时、法国、爱尔兰、克罗地亚、斯洛文尼亚、捷克、立陶宛、葡萄牙、希腊、意大利(见表1-6)。

表1-6 2012—2015 年欧洲各国耐第三代头孢菌素大肠埃希菌检测数及检出率[①]

国家	2012 年		2013 年		2014 年		2015 年		时间趋势
	检验数	检出率(%)	检验数	检出率(%)	检验数	检出率(%)	检验数	检出率(%)	
冰岛	138	5.1	121	5.0	152	3.3	173	1.7	—
荷兰	4702	6.0	4740	5.8	6497	5.7	5378	5.7	—
挪威	3019	4.9	3077	5.5	3421	5.8	3301	6.0	↑
芬兰	3162	6.2	3720	7.1	4009	5.4	4342	6.1	—
瑞典	5537	4.5	7532	5.2	6546	5.6	5995	6.2	↑
丹麦	2519	7.9	2451	8.1	4410	7.0	4561	7.5	—
奥地利	3710	8.7	4376	9.8	4739	9.4	4900	9.7	—
比利时	4097	6.9	4051	8.0	2802	9.7	2593	9.7	↑
德国	4186	8.8	5335	10.7	6246	10.5	8724	10.4	—
法国	9563	10.0	10154	9.5	10349	9.9	11051	11.0	↑
马耳他	216	13.9	248	8.9	279	10.8	258	11.2	—
英国	5663	13.1	6586	14.7	6221	10.3	5169	11.3	↓
爱沙尼亚	305	7.9	340	7.4	410	9.3	246	11.4	—
爱尔兰	2288	9.2	2480	10.6	2691	10.7	2638	11.4	↑
西班牙	5672	13.5	5932	13.3	5821	12.3	6428	11.6	↓
波兰	1037	12.9	1036	10.9	1085	10.5	1610	11.9	—
克罗地亚	906	7.6	1040	8.8	1079	10.8	1046	12.5	↑
卢森堡	334	11.4	301	10.6	368	12.0	347	12.7	—
斯洛文尼亚	1168	9.5	1224	8.7	1216	12.7	1326	13.7	↑
捷克	2812	11.5	2954	13.1	2978	14.0	3172	14.5	↑
立陶宛	462	4.8	434	7.6	594	8.1	581	16.0	↑
葡萄牙	2154	13.5	2678	14.9	5024	16.4	5376	16.1	↑
匈牙利	1411	17.4	1437	18.9	1619	16.4	2026	16.7	—
拉脱维亚	154	13.0	136	14.0	165	10.9	201	17.9	—

① ECDC. Summary of the latest data on antibiotic resistance in the European Union. [2020-05-29]. https://www. ecdc. europa. eu/en/publications-data/summary-latest-data-antibiotic-resistance-european-union.

国家	2012年		2013年		2014年		2015年		时间趋势
	检验数	检出率（%）	检验数	检出率（%）	检验数	检出率（%）	检验数	检出率（%）	
希腊	1393	16.2	1255	17.2	1122	21.0	1215	19.8	↑
罗马尼亚	191	25.1	298	22.8	306	29.4	369	26.8	—
塞浦路斯	176	31.8	162	38.9	153	28.8	123	28.5	
斯洛伐克	693	30.7	807	29.7	889	31.8	893	30.0	
意大利	2997	26.3	3990	26.2	3694	28.7	5592	30.1	↑
保加利亚	223	38.1	187	39.6	218	40.4	205	38.5	—
欧洲	70888	11.9	79082	12.6	85103	12.0	89839	13.1	↑

此外,大肠埃希菌对于第三代头孢菌素、氟喹诺酮类药物和氨基糖苷类药物的多重耐药率也从2012年的4.9%显著增加到了2015年的5.3%。在欧洲各国中,冰岛的大肠埃希菌对以上抗微生物药物的多重耐药率最低,为0.0%;斯洛伐克的最高,为17.1%(见表1-7)。

表1-7 2012—2015年欧洲各国第三代头孢菌素、氟喹诺酮类药物和氨基糖苷类药物多重耐药大肠埃希菌检测数及检出率[1]

国家	2012年		2013年		2014年		2015年		时间趋势
	检验数	检出率（%）	检验数	检出率（%）	检验数	检出率（%）	检验数	检出率（%）	
冰岛	134	1.5	116	0.9	141	1.4	162	0.0	—
挪威	2835	1.9	2971	2.5	3413	2.0	3298	1.9	—
荷兰	4675	1.8	4722	1.9	6425	2.1	5377	2.0	—
丹麦	2285	2.6	2377	2.2	4406	1.9	4531	2.5	
瑞典	5534	1.8	7094	2.0	4203	2.0	5257	2.5	↑
芬兰	2993	3.1	3457	3.2	3787	2.2	4103	2.6	↓
奥地利	3573	2.3	4258	3.1	4609	2.6	4785	2.9	
德国	4179	3.2	5282	2.7	6158	3.0	8707	3.0	
比利时	2998	2.0	3138	2.7	2045	3.9	2285	3.5	↑
法国	5655	3.3	10068	3.2	10299	3.5	10988	3.9	↑
立陶宛	454	1.3	428	1.9	582	2.6	581	4.3	↑
英国	5577	4.2	6535	4.4	6191	4.4	5119	4.5	—

[1] ECDC. Summary of the latest data on antibiotic resistance in the European Union. [2020-05-29]. https://www. ecdc. europa. eu/en/publications-data/summary-latest-data-antibiotic-resistance-european-union.

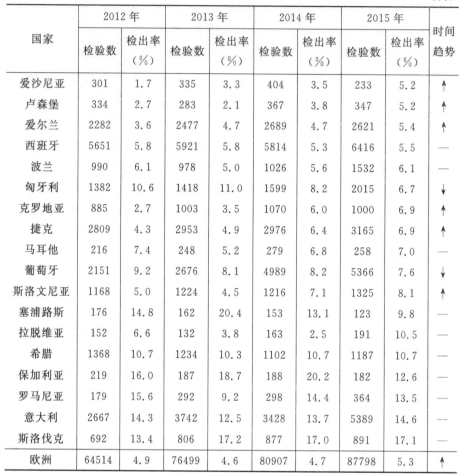

国家	2012 年		2013 年		2014 年		2015 年		时间趋势
	检验数	检出率（%）	检验数	检出率（%）	检验数	检出率（%）	检验数	检出率（%）	
爱沙尼亚	301	1.7	335	3.3	404	3.5	233	5.2	↑
卢森堡	334	2.7	283	2.1	367	3.8	347	5.2	↑
爱尔兰	2282	3.6	2477	4.7	2689	4.7	2621	5.4	↑
西班牙	5651	5.8	5921	5.8	5814	5.3	6416	5.5	—
波兰	990	6.1	978	5.0	1026	5.6	1532	6.1	—
匈牙利	1382	10.6	1418	11.0	1599	8.2	2015	6.7	↓
克罗地亚	885	2.7	1003	3.5	1070	6.0	1000	6.9	↑
捷克	2809	4.3	2953	4.9	2976	6.4	3165	6.9	↑
马耳他	216	7.4	248	5.2	279	6.8	258	7.0	—
葡萄牙	2151	9.2	2676	8.1	4989	8.2	5366	7.6	↓
斯洛文尼亚	1168	5.0	1224	4.5	1216	7.1	1325	8.1	↑
塞浦路斯	176	14.8	162	20.4	153	13.1	123	9.8	—
拉脱维亚	152	6.6	132	3.8	163	2.5	191	10.5	—
希腊	1368	10.7	1234	10.3	1102	10.7	1187	10.7	—
保加利亚	219	16.0	187	18.7	188	20.2	182	12.6	—
罗马尼亚	179	15.6	292	9.2	298	14.4	364	13.5	—
意大利	2667	14.3	3742	12.5	3428	13.7	5389	14.6	—
斯洛伐克	692	13.4	806	17.2	877	17.0	891	17.1	—
欧洲	64514	4.9	76499	4.6	80907	4.7	87798	5.3	↑

3. 不动杆菌

不动杆菌主要导致医院获得性感染,如肺炎、血流感染等。如果没有有效的预防和控制手段,其经常导致医院感染暴发。对于不动杆菌来说,2015 年报道最多的耐药表型是对氟喹诺酮类药物、氨基糖苷类药物和碳青霉烯类药物的多重耐药,约占报告菌株的一半。在报告 10 个或更多分离株的耐药率结果的 27 个国家中,有 9 个国家对这种类型的多重耐药率为 50% 以上。对不动杆菌的耐药率监测同样关注于此类多重耐药表型。

在欧洲各国,不动杆菌对于氟喹诺酮类药物、氨基糖苷类药物和碳青霉烯类药物的联合耐药的菌株检出率在整个欧洲有很大差异,波罗的海国家、南欧和东南欧报告的耐药率普遍较高。其中,克罗地亚的耐药率高达 87.0%。此外,保加利亚、意大利、塞浦路斯、立陶宛、罗马尼亚、希腊的耐药率都超过了 60%。这种高耐药率以及不动杆菌的联合耐药表型使得感染此类病菌的病人几乎面临无药可医的局面,严重威胁病人生命安全(见表 1-8)。

表 1-8　2012—2015 年欧洲各国氟喹诺酮类药物、氨基糖苷类药物和
碳青霉烯类药物多重耐药不动杆菌检测数及检出率[①]

国家	2012 年		2013 年		2014 年		2015 年		时间趋势
	检验数	检出率（%）	检验数	检出率（%）	检验数	检出率（%）	检验数	检出率（%）	
比利时	—	—	1	*	2	*	13	0.0	N/A
英国	79	1.3	149	1.3	119	1.7	131	0.0	—
爱尔兰	—	—	84	0.0	79	1.3	75	1.3	N/A
芬兰	—	—	34	0.0	30	0.0	42	2.4	N/A
丹麦	58	8.6	57	1.8	49	0.0	60	3.3	—
德国	119	4.2	174	5.2	188	2.1	325	3.7	—
瑞典	—	—	71	5.6	36	2.8	26	3.8	N/A
荷兰	10	0.0	64	1.6	69	0.0	73	4.1	N/A
奥地利	—	—	41	5.9	74	2.7	61	4.9	N/A
捷克	—	—	91	4.4	59	5.1	60	5.0	N/A
法国	272	4.0	389	4.1	391	1.5	424	5.2	—
马耳他	5	*	7	*	10	10.0	15	6.7	N/A
挪威	25	0.0	36	0.0	33	3.0	32	9.4	↑
斯洛伐克	—	—	141	24.8	160	24.4	142	23.2	N/A
斯洛文尼亚	25	12.0	25	16.0	34	20.6	31	35.5	↑
西班牙	—	—	71	66.2	78	55.1	94	41.5	N/A
葡萄牙	168	64.3	222	56.3	260	39.2	302	45.0	↓
拉脱维亚	—	—	—	—	52	61.5	60	46.7	N/A
匈牙利	394	41.6	465	42.8	438	38.4	462	51.7	↑
波兰	206	36.9	184	46.2	184	38.0	240	54.6	↑
保加利亚	58	32.8	86	39.5	85	47.1	112	66.1	↑
意大利	217	77.4	444	78.8	437	86.3	650	72.6	↓
塞浦路斯	23	47.8	33	60.6	57	73.7	59	72.9	↑
立陶宛	—	—	—	—	65	60.0	73	76.7	N/A
罗马尼亚	54	50.0	137	74.5	121	76.9	186	76.9	↑
希腊	1203	74.5	809	79.6	793	82.6	943	82.2	↑
克罗地亚	—	—	111	78.4	162	80.9	193	87.0	N/A

① ECDC. Summary of the latest data on antibiotic resistance in the European Union. ［2020-05-29］. https：//www. ecdc. europa. eu/en/publications-data/summary-latest-data-antibiotic-resistance-european-union.

第一章

国际组织的抗微生物耐药治理模式与多双边合作

抗微生物耐药全球治理模式及中国启示

国家	2012 年		2013 年		2014 年		2015 年		时间趋势
	检验数	检出率（%）	检验数	检出率（%）	检验数	检出率（%）	检验数	检出率（%）	
冰岛	2	*	—	—	3	*	6	*	N/A
卢森堡	5	*	1	*	6	*	7	*	N/A
爱沙尼亚	—	—	—	—	—	—	1	* *	N/A

*表示检验数少于 10 个，不计算耐药菌株检出比；N/A 表示部分年份数据缺失或不足 20 例，无法计算时间趋势。

4. 耐甲氧西林金黄色葡萄球菌（MRSA）

MRSA 是世界范围内抗微生物耐药相关感染的最常见原因之一。包括欧洲在内的世界各地报道的社区内的 MRSA 水平正在上升。与前几年一样，2016 年欧洲各地监测到金黄色葡萄球菌侵袭性分离株 MRSA 百分比的国家间有较大差异，从最低的 0.0%（冰岛）到最高的 57.2%（罗马尼亚）。整体来看，MRSA 在 2012—2015 年的耐药率有所降低，从 18.8% 下降至 16.8%。其中，在纳入分析的 30 个欧洲国家中，有 7 个国家出现了下降趋势，但是仍然有 8 个国家报告的 MRSA 耐药菌株百分比高于 25%（见表 1-9）。

表 1-9 2012—2015 年欧洲各国耐甲氧西林金黄色葡萄球菌检测数及检出率[1]

国家	2012 年		2013 年		2014 年		2015 年		时间趋势
	检验数	检出率（%）	检验数	检出率（%）	检验数	检出率（%）	检验数	检出率（%）	
冰岛	58	1.7	69	0.0	61	3.3	88	0.0	—
瑞典	3263	0.7	4099	1.0	2745	1.0	3124	0.8	—
挪威	1430	1.3	1473	0.7	1544	1.0	1453	1.2	—
荷兰	1944	1.3	2062	1.2	2524	1.0	2107	1.3	—
丹麦	1431	1.3	1685	1.7	1874	2.5	1876	1.6	—
芬兰	1409	2.1	1580	1.8	1831	2.6	2070	1.9	—
爱沙尼亚	104	7.7	170	3.5	223	3.1	151	4.0	—
拉脱维亚	211	9.0	172	7.0	220	8.2	251	5.6	—
奥地利	2164	7.7	2534	9.2	2651	7.8	2785	7.5	—
立陶宛	323	10.2	267	9.7	383	7.8	376	8.5	—

---

[1] ECDC. Summary of the latest data on antibiotic resistance in the European Union. [2020-05-29]. https://www.ecdc.europa.eu/en/publications-data/summary-latest-data-antibiotic-resistance-european-union.

国家	2012 年		2013 年		2014 年		2015 年		时间趋势
	检验数	检出率（%）	检验数	检出率（%）	检验数	检出率（%）	检验数	检出率（%）	
卢森堡	131	15.3	135	8.9	125	12.0	135	8.9	—
斯洛文尼亚	445	10.3	465	9.0	495	13.1	513	9.2	—
英国	2676	14.0	2117	13.7	2400	11.3	2757	10.8	↓
德国	2563	15.4	3128	12.8	3146	12.9	4871	11.2	↓
比利时	1568	16.6	1612	16.9	988	13.5	913	12.3	↓
保加利亚	227	19.8	214	19.2	216	20.8	222	13.1	—
捷克	1611	13.0	1707	13.2	1695	13.0	1806	13.7	—
法国	5228	19.2	5431	17.1	5484	17.4	5535	15.7	↓
波兰	783	25.4	743	16.0	490	20.6	958	15.8	↓
爱尔兰	1038	22.6	1069	19.9	1075	19.4	1057	18.1	↓
克罗地亚	403	21.3	520	24.0	484	21.3	486	24.5	—
匈牙利	1143	24.8	1200	24.0	1279	23.1	1517	24.7	—
西班牙	1899	24.2	1777	22.6	1920	22.1	1970	25.3	—
斯洛伐克	474	21.7	552	26.6	640	28.0	583	28.1	↑
意大利	1636	35.2	2394	35.8	2134	33.6	3000	34.1	—
希腊	876	41.0	755	40.3	556	37.1	612	39.4	—
塞浦路斯	165	35.2	157	32.5	136	36.0	143	43.4	—
葡萄牙	1455	53.8	2390	46.8	3193	47.4	3619	36.8	↓
马耳他	102	47.1	114	51.8	82	42.7	89	38.3	—
罗马尼亚	229	53.3	383	64.5	316	56.0	297	57.2	—
欧洲	36989	18.8	40976	18.1	40910	17.5	45364	16.8	↓

5. 耐万古霉素肠球菌（VRE）

屎肠球菌和粪肠球菌可导致各种感染，包括心内膜炎、血流感染和尿路感染。VRE 主要引起与医疗相关的感染，如果不采取适当的预防和控制措施，常常在医院导致暴发感染。对于万古霉素的耐药性在屎肠球菌比粪肠球菌中更常见。对于屎肠球菌，来自欧洲东部和东南部的国家具有更高的万古霉素耐药菌株分离率。以欧洲总体来看，2012—2015 年，耐万古霉素屎肠球菌耐药率没有显著上升趋势，尽管数值从 8.1% 提高到了 8.3%。但是，从各个国家来看，在 29 个报告耐万古霉素屎肠球菌耐药率的国家中，有 12 个国家的耐万古霉素屎肠球菌耐药率显著增加。在耐药率相对较高的国家，这种上升趋势更为常见（见表 1-10）。

表 1-10 2012—2015 年欧洲各国耐万古霉素肠球菌检测数及检出率①

国家	2012 年		2013 年		2014 年		2015 年		时间趋势
	检验数	检出率（%）	检验数	检出率（%）	检验数	检出率（%）	检验数	检出率（%）	
爱沙尼亚	40	0.0	40	0.0	48	0.0	27	0.0	—
冰岛	12	0.0	17	5.9	11	0.0	20	0.0	N/A
卢森堡	20	0.0	19	5.3	31	3.2	23	0.0	N/A
挪威	168	0.6	211	2.4	227	1.8	185	0.0	—
瑞典	404	0.0	575	0.0	452	0.4	408	0.0	—
芬兰	274	0.7	304	0.3	368	0.0	298	0.3	—
比利时	212	1.4	235	1.7	195	3.1	163	0.6	
法国	614	0.8	733	0.1	737	0.5	849	0.8	
荷兰	484	0.0	439	0.5	532	1.1	572	1.4	↑
西班牙	537	1.5	553	0.9	546	2.4	571	2.5	↑
奥地利	376	3.2	437	5.9	480	4.4	483	3.1	—
丹麦	593	2.0	644	3.4	715	4.5	690	3.2	—
斯洛文尼亚	95	0.0	102	1.0	115	1.7	124	4.8	↑
捷克	262	11.5	268	9.0	250	4.4	322	9.6	—
德国	647	16.2	855	14.6	882	9.1	1312	10.2	↓
意大利	435	6.0	563	4.4	472	8.5	755	11.2	↑
保加利亚	42	0.0	44	2.3	60	13.3	41	14.6	↑
斯洛伐克	82	4.9	132	7.6	129	10.1	143	14.7	↑
匈牙利	142	3.5	210	7.1	224	8.5	240	16.7	↑
英国	362	13.3	442	23.3	423	21.3	218	17.0	—
立陶宛	37	5.4	25	0.0	44	4.5	52	17.3	↑
拉脱维亚	18	5.6	25	12.0	15	13.3	34	17.6	N/A
波兰	157	8.3	173	12.7	182	21.4	215	17.7	↑
希腊	418	17.2	345	21.2	264	26.9	315	19.7	—
葡萄牙	257	23.3	350	22.0	363	20.1	459	20.3	—
罗马尼亚	34	2.9	54	11.1	56	25.0	72	25.0	↑
克罗地亚	60	0.0	74	6.8	67	10.4	93	25.8	↑
塞浦路斯	29	10.3	30	23.3	35	40.0	28	28.6	↑
爱尔兰	386	44.0	398	42.7	390	45.1	404	45.8	—

① ECDC. Summary of the latest data on antibiotic resistance in the European Union.［2020-05-29］. https://www. ecdc. europa. eu/en/publications-data/summary-latest-data-antibiotic-resistance-european-union.

国家	2012 年		2013 年		2014 年		2015 年		时间趋势
	检验数	检出率（%）	检验数	检出率（%）	检验数	检出率（%）	检验数	检出率（%）	
马耳他	6	*	10	0.0	11	0.0	6	*	N/A
欧洲	7203	8.1	8307	9.0	8324	8.2	9123	8.3	—

*表示检验数少于 10 个，不计算耐药菌株检出比；N/A 表示部分年份数据缺失或不足 20 例，无法计算时间趋势。

（三）欧盟抗微生物药物消费治理效果

欧洲疾病预防与控制中心管控下的欧洲抗微生物药物消费情况监测网络负责搜集汇总欧洲抗微生物药物的数据。在其搜集的消费数据中，抗微生物消费数据基于解剖治疗化学编码（Anatomical Therapeutic Chemical，ATC）和每千人每天规定剂量指数（Defined Daily Doses，DDD，per 1000 inhabitants and per day index）进行统计。DDD 是国际上广泛认可的用于比较不同国家抗微生物药品消费的测量方式。该指数考虑了抗微生物药物的消费量，不同国家的疾病负担以及生态学对于抗微生物耐药的影响。

1. 社区抗微生物药物消费

2015 年欧洲国家社区抗微生物药物消费为 22.4 DDD，范围从最低的荷兰 10.7 DDD 到最高的希腊 36.1 DDD 不等。在所有的抗微生物药物中，青霉素类是在所有国家都被广泛使用的抗微生物药物，其中德国青霉素使用率最低，为 32%，丹麦和斯洛文尼亚最高，为 66%。其他类别的抗微生物药物在不同国家的占比差距巨大，例如，头孢菌素类药物占比从 0.2%（丹麦）到 22%（德国），氟喹诺酮类占比从 2%（英国）到 16%（匈牙利）。

2011—2015 年间，欧洲整体的抗微生物药物消费从 21.5 DDD 增长到了 22.4 DDD，但是此增长趋势并没有统计学意义。所有国家的抗微生物药物消费数据都没有显著性的增长。对于荷兰、瑞典和芬兰来说，抗微生物药物的消费呈现出显著下降的趋势（见表 1-11）。

表 1-11　2011—2015 年欧洲各国社区抗菌药物消费量（以 DDD 表示）[1]

国家	2011 年	2012 年	2013 年	2014 年	2015 年	年平均变化	时间趋势
荷兰	11.4	11.3	10.8	10.6	10.7	−0.21	↓

[1] ECDC. Summary of the latest data on antibiotic consumption in the European Union：2016. [2020-05-29]. https://www. ecdc. europa. eu/en/publications-data/summary-latest-data-antibiotic-consumption-eu-2016.

抗微生物耐药全球治理模式及中国启示

国家	2011 年	2012 年	2013 年	2014 年	2015 年	年平均变化	时间趋势
爱沙尼亚	12.2	11.7	11.7	11.7	11.6	−0.11	—
瑞典	14.3	14.1	13.0	13.0	12.3	−0.51	↓
拉脱维亚	12.8	13.0	13.5	12.6	13.3	0.06	—
奥地利	14.5	14.0	16.3	13.9	14.0	−0.12	—
德国	13.9	14.8	15.7	14.6	14.3	0.07	—
斯洛文尼亚	14.4	14.3	14.5	14.2	14.5	0.01	—
挪威	16.5	16.9	16.2	15.9	15.8	−0.24	—
丹麦	17.4	16.4	16.4	15.9	16.1	−0.32	—
立陶宛	19.0*	16.2	18.5	16.0	16.7	N/A	N/A
匈牙利	15.9	15.0	15.5	16.2	17.0	0.33	—
芬兰	20.1	19.5	18.3	18.1	17.2	−0.71	↓
捷克	18.5	17.5	19.0	19.2	19.6	0.38	—
冰岛	22.3*	22.1*	21.9*	19.3	19.9	N/A	N/A
英国	18.8	20.1	20.6	20.8	20.1	0.35	—
葡萄牙	23.2	22.7	19.6+	20.3+	21.3+	N/A	N/A
保加利亚	19.5	18.5	19.9	21.2	21.4	0.67	—
克罗地亚	19.4	21.7	21.1	21.4	21.8	0.45	—
马耳他	23.4	22.5	23.8	23.7	22.2	−0.14	—
西班牙	20.9+	19.7+	20.3+	21.6+	22.2+	0.47	—
斯洛伐克	23.8*	20.0	23.6	20.9	24.5	N/A	N/A
爱尔兰	22.6	23.0	23.8	23.1	25.6	0.60	—
波兰	21.7+	22.9	23.6	22.8	26.2	N/A	N/A
卢森堡	27.8	27.7	27.7	25.8	26.3	−0.48	—
意大利	28.2	27.6	28.6	27.8	27.5	−0.12	—
比利时	29.0	29.8	29.6	28.4	29.2	−0.09	—
法国	28.7	29.7	30.1	29.0	29.9	0.18	—
塞浦路斯	32.0*	29.7*	28.3*	26.1*	31.1*	−0.54	—
罗马尼亚	30.9*	30.4*	31.6*	31.2*	33.3*	0.56	—
希腊	35.7	32.5	32.2	35.1	36.1	0.34	—
欧洲	21.5	21.7	22.2	21.9	22.4	0.19	—

    * 表示包含所有抗微生物药物消费数据(社区及医院);+ 表示使用保险报销数据(数据不包括无处方抗微生物药物使用以及其他不能够报销的抗微生物药物使用);N/A 表示部分年份数据缺失,无法计算年平均变化及时间趋势。

2. 医院抗微生物药物消费

2015 年,欧洲各国医院抗微生物药物消费水平约为 2.0 DDD,范围从最低的 1.0 DDD(荷兰)到最高的 2.9 DDD(马耳他)。和社区抗微生物药物使用不同的是,医院抗微生物药物使用中青霉素不再是最常用的药物种类,医院其他类别的抗微生物药物使用占比明显高于社区。不同类别抗微生物药物的使用占比在不同国家中同样差距巨大,例如,头孢菌素类药物占比从最低的 7%(英国)到最高的 54%(保加利亚),氟喹诺酮类占比从最低的 4%(英国)到最高的 19%(马耳他)。

整体来看,2011—2015 年,欧洲各国医院抗微生物药物消费水平并没有呈现明显的变化趋势。部分国家的医院抗微生物药物使用水平有所下降,包括芬兰;部分国家的水平有所上升,包括丹麦和马耳他(见表 1-12)。

表 1-12　2011—2015 年欧洲各国医院抗菌药物消费量(以 DDD 表示)[①]

国家	2011 年	2012 年	2013 年	2014 年	2015 年	年平均变化	时间趋势
荷兰	0.97	0.96	0.95	0.95	0.98	<0.01	—
匈牙利	1.20	1.23	1.20	1.25	1.23	0.01	—
挪威	1.47	1.44	1.39	1.41	1.40	−0.02	—
保加利亚	1.45	1.40	1.41	1.45	1.40	<0.01	—
波兰	/	/	/	1.43	1.43	N/A	N/A
葡萄牙	1.45	1.46	1.64	1.55	1.57	0.03	—
比利时	2.02	1.71	1.67	1.60	1.66	−0.08	—
瑞典	1.60	1.65	1.67	1.57	1.67	0.01	—
斯洛文尼亚	1.66	1.56	1.55	1.61	1.68	0.01	—
卢森堡	2.02	2.02	2.00	1.81	1.78	−0.07	↓
爱沙尼亚	1.86	2.11	1.91	1.94	1.82	−0.03	—
克罗地亚	1.88	1.98	1.80	1.86	1.91	−0.01	—
爱尔兰	1.79	1.76	1.79	1.66	1.91	0.01	—
希腊	2.18	2.08	2.00	2.11	2.14	−0.01	—
法国	2.12	2.12	2.17	2.20	2.18	0.02	—
拉脱维亚	2.39	2.27	2.30	2.25	2.24	−0.01	—
丹麦	1.74	1.78	2.02	2.13	2.34	0.16	↑
斯洛伐克	/	2.02	2.30	2.47	2.40	N/A	N/A

① ECDC. Summary of the latest data on antibiotic consumption in the European Union: 2016. [2020-05-29]. https://www.ecdc.europa.eu/en/publications-data/summary-latest-data-antibiotic-consumption-eu-2016.

国家	2011 年	2012 年	2013 年	2014 年	2015 年	年平均变化	时间趋势
意大利	2.32	2.46	2.23	2.22	2.43	<0.01	—
芬兰	3.09	2.79	2.77	2.64	2.50	−0.13	—
立陶宛	/	2.39	2.38	2.35	2.54	N/A	—
英国	/	/	2.45	2.59	2.55	N/A	—
马耳他	1.67	1.44	1.75	2.18	2.86	0.31	↑
欧洲	1.96	1.98	2.05	2.01	2.05	0.02	—

N/A 表示部分年份数据缺失,无法计算年平均变化及时间趋势。

◆ 五、小结

战略规划:与世界卫生组织类似,欧盟同样在加强抗微生物耐药认识、监测、研究,加强感染防控,优化抗微生物药物合理使用以及在新的药品、疫苗、诊断工具的研发方面进行了战略部署。此外,作为一个主要由发达国家所组成的国际组织,其强调抗微生物耐药问题需要通过建立多双边伙伴关系和加强与发展中国家合作来应对。

实践情况:欧盟作为覆盖欧洲大部分国家的国际组织,在欧洲范围内的抗微生物耐药治理中主要发挥统领指导作用,欧洲抗微生物药物耐药性监测网络(EARS-Net)和欧洲抗微生物药物消费情况监测网络(ESAC-Net)具有全球示范作用,TATFAR 和 JPIAMR 的建立进一步体现了欧盟认为解决抗微生物耐药问题需要全球合作。

国际合作:欧盟通过跨国家的部门以及欧盟委员会的协调,搭建起共享的平台。无论从经验、措施等方面的分享还是抗微生物耐药及抗微生物药物消费监测的数据信息的共享,都体现"一个健康"的方法。TATFAR 是典型的合作模式,通过和美国、加拿大等北美国家进行合作,共同解决抗微生物耐药这一全球性问题,JPIAMR 的建立则更加扩展了合作的范围。

治理效果:欧盟在应对抗微生物耐药的实践方面成绩与严峻形势并存,总体上对于抗微生物耐药的发展有所控制,但是实践效果很不平衡,其中,一些国家的抗微生物耐药形势有恶化的趋势,一些国家虽然有所控制,但控制水平在变弱。

■■ 第二章

重点国家的抗微生物耐药治理模式和多双边合作

随着抗微生物耐药问题受到全球关注,各个国家均出台了本国的抗微生物耐药治理相关战略规划,并积极实施。笔者基于各个国家的抗微生物耐药治理战略规划、实践情况、未来计划、国内外合作、治理效果等方面进行总结。考虑到许多国家基于世界卫生组织的《抗微生物药物耐药性全球行动计划》制定本国的抗微生物耐药行动。本报告基于世卫组织的抗微生物耐药治理五大目标对各个重点国家的相关信息进行总结,这些国家包括美国、英国、瑞士、南非、印度。

第一节 重点国家的抗微生物耐药治理战略规划

2013—2017 年,各重点国家均出台国家抗微生物耐药治理行动计划。2013 年,英国出台《2013—2018 年抗微生物耐药治理行动计划》;2015 年,美国制定了其 1 年、3 年、5 年的《国家抗微生物耐药治理行动计划》,瑞士在健康 2020 的框架下制定了《国家抗微生物耐药治理计划》,南非出台了《2014—2019 年抗微生物耐药治理行动计划》。同时,部分国家也发布相应的进展报告,评估国家抗微生物耐药治理计划制定以来取得的成就,如 2015 年美国发布了 180 天行动报告,2016 年英国发布了进展报告,即英国 5 年抗微生物耐药战略实施以来第 3 年的进展报告(详见表 2-1)。

根据以上战略行动计划提取各国主要抗微生物耐药治理目标,如表 2-2 所示。其中,较发达国家(美国、英国、瑞士)非常重视研发、国际合作等治理目标;发展中国家(印度、南非)则较为重视抗微生物耐药的预防、监测和控制等治理目标,例如,优化监测,对专业人员进行教育培训,提高公众对抗微生物耐药的认识和理解等。

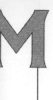
表 2-1 各重点国家抗微生物耐药治理战略指导文件

国家	文件/报告题目	发布时间	发布部门	主要内容
美国	American National Action Plan	2015 年	美国白宫	围绕 5 个目标提出 1 年、3 年及 5 年的抗生物耐药里程碑计划：①遏制抗微生物耐药的出现与传播；②加强监测工作；③促进开发和使用新型的诊断工具，辅助抗微生物疗法和识别耐药的基础研究和开发，其他抗微生物药预防、监测、控制和新药研发；④加快新药开发，⑤提高抗微生物药研发能力，推动国际合作
	American National Strategy	2014 年		美国国家抗微生物耐药行动计划的精简版：美国国家行动战略
	National Action Plan for Combating Antibiotic-resistant Bacteria First 180 Days Report	2015 年	美国抗微生物耐药工作组	国家抗微生物耐药治理计划的 180 天行动报告
英国	UK Five Year Antimicrobial Resistance Strategy 2013 to 2018	2013 年 9 月 10 日	英国卫生部	英国 5 年抗微生物耐药战略，规定总体目标是减缓抗微生物耐药的发展和传播。其重点活动主要围绕三大目标：提高对抗微生物耐药的知识和理解；保护现有抗微生物药物的有效性；促进新抗微生物药方案的发展
	UK 5 Year Antimicrobial Resistance (AMR) Strategy 2013—2018 Annual Progress Report，2016	2017 年 11 月 24 日	英国卫生部	英国抗微生物耐药战略五年计划第 3 年的进展报告，描述了该五年计划实施以来第 3 年所开展的活动及取得的成效（包括重大的国际成就）

国家	文件/报告题目	发布时间	发布部门	主要内容
瑞士	Strategy on Antibiotic Resistance Switzerland	2015 年 11 月 18 日	瑞士联邦委员会	瑞士抗微生物耐药策略的人大目标和 35 项具体行动措施
	Strategy on Antibiotic Resistance 2017 Report	2017 年 11 月	瑞士联邦公共卫生办公室,瑞士联邦食品安全和兽医局,瑞士联邦农业办公室,瑞士联邦环境办公室	瑞士抗微生物耐药重点部门针对抗微生物耐药治理的意见与问答
	National Research Programme NRP49 Antibiotic Resistance Final Report	2006 年 6 月	瑞士国家科学基金会	描述人类领域抗微生物耐药监测系统、动物、环境领域的监测策略,以及基因技术层面的相关研究进展
	Usage of Antibiotic Resistance and Occurrence of Antibiotic Resistance in Bacteria from Humans and Animals in Switzerland	2016 年 11 月	瑞士联邦公共卫生办公室	瑞士人类和动物抗微生物耐药现状
南非	AMR Background Document	2015 年 6 月	南非国家卫生部	南非抗微生物耐药现状、近期治理措施以及治理的优劣势
	Antimicrobial Resistance National Strategy Framework 2014—2024_final	2014 年		南非抗微生物耐药 2014—2024 战略框架文件,主要围绕 4 个战略目标开展活动:①建立国家、省和机构层面的多层治理结构;②优化监测,辅助早期发现抗微生物耐药;③加强感染预防和控制;④促进抗生物药物的合理使用和战略推动推动因素

国家	文件/报告题目	发布时间	发布部门	主要内容
南非	Implementation Plan for The Antimicrobial Resistance Strategy In South Africa: 2014—2019	2015 年	南非国家卫生部	南非抗微生物耐药 2014—2019 战略框架文件，围绕 5 个战略目标开展活动：①建立国家、省和机构层面的多层治理结构；②优化诊断管理，加强实验室能力和质量控制；③优化监测、辅助早期发现抗微生物耐药；④加强感染预防和控制；⑤促进抗微生物药物的合理使用和战略推动因素
	Antimicrobial Stewardship Guidelines-Governance	2017 年		南非抗微生物耐药治理指导原则文件，针对南非 5 个指导性目标的具体做法
印度	National Action Plan on Antimicrobial Resistance(2017—2021)	2017 年 4 月	印度政府	概述了在 2017—2021 年间实施的优先事项和干预措施。通过六大战略实施抗微生物耐药国家计划，前 5 个战略活动与全球抗微生物耐药行动计划保持一致，第 6 个战略重点强调协调了印度在国际上与其他国家和组织在应对抗微生物耐药中的作用
	National Programme on Containment of Anti-Microbial Resistance (AMR)(2012—2017)	2011 年	印度国家疾病预防控制中心	印度"国家抗微生物耐药计划"五年计划(2012—2017)的目标和主要活动
	Current Status of AMR Programme(2015—2016)	2016 年		2015—2016 年抗微生物耐药治理五年计划(2012—2017)的实施现状，包括抗微生物耐药监测、治疗指南制定、医院感染控制指南以及交流和教育活动
	Country response for Containment of Anti-Microbial Resistance (AMR):Status Report	2017 年 7 月		印度 2017 年之前抗微生物耐药治理工作总结、监测、发布指南、感染防控活动以及制订 2017—2021 国家行动计划

表 2-2　各重点国家抗微生物耐药治理目标

国家	治　理　目　标
美国[1]	①遏制耐药菌的出现与传播； ②加强国家"一个健康"框架下抗微生物耐药监测工作； ③促进开发和使用快速、新型的诊断工具来鉴定耐药菌； ④加速新型抗微生物药物、其他治疗药物和疫苗的基础研究和开发； ⑤提高抗微生物耐药预防、监测、控制和新药研发能力，推动国际合作
英国[2]	①提高对抗微生物耐药的认识和理解； ②保护现有抗微生物药物的有效性； ③促进新药、诊断工具、治疗方案的开发
瑞士[3]	①监测； ②预防； ③合理用药； ④耐药性控制； ⑤科研与开发； ⑥合作； ⑦信息与教育； ⑧改善总体状况
南非[4][5]	①建立国家、省和卫生机构层面的治理结构； ②优化诊断管理，加强实验室能力和质量控制； ③优化监测，辅助早期发现抗微生物耐药； ④加强感染预防和控制； ⑤促进抗微生物药物的合理使用； ⑥加强卫生系统的立法； ⑦培训专业知识，开发人力资源； ⑧开展宣传以提高公众抗微生物耐药意识； ⑨加强研发

---

[1]　The White House. National action plan for combating antibiotic-resistant bacteria. Washington：The White House，2015.

[2]　Department of Health. UK five year antimicrobial resistance strategy 2013 to 2018. London：Department of Health，2013.

[3]　The Federal Council. Strategy on antibiotic resistance Switzerland. Bern：The Federal Council，2015.

[4]　National Department of Health. AMR background document. Pretoria：National Department of Health of the Republic of South Africa，2015.

[5]　National Department of Health. Antimicrobial resistance national strategy framework 2014—2024. Pretoria：National Department of Health of the Republic of South Africa，2014.

国　家	治　理　目　标
印度①②	①确定抗微生物耐药治理战略重点、关键行动、产出、责任、时间表和预算,减缓印度抗微生物耐药的发展,加强组织和管理结构,确保采用"一个健康"方法进行部门内部和部门间的协调; ②通过加强对抗微生物耐药的了解和认识,加强监测,加强感染预防和控制,在所有部门优化抗微生物药物使用,加强研究创新和投资等活动应对抗微生物耐药; ③对抗微生物耐药国家行动计划实施监测和评估

根据世卫组织《抗微生物耐药治理的全球行动计划》的五大目标,对以上各个国家的抗微生物耐药治理战略计划进行分解,包括:①通过有效的沟通、教育和培训手段提高抗微生物耐药的意识和理解;②通过监测和研究强化知识和证据基础;③通过有效的卫生治理措施和感染预防措施控制抗微生物耐药;④优化人类和动物抗微生物药物的使用;⑤增加对新药、诊断工具、疫苗和其他干预措施的可持续投资。综合分析各重点国家的抗微生物耐药治理战略计划。

◆ 一、有效的沟通、教育和培训手段提高对抗微生物耐药的认识和理解

重点国家在"通过有效的沟通、教育和培训手段提高对抗微生物耐药的认识和理解"目标下制定的抗微生物耐药治理战略规划,主要涉及:①对专业人员进行教育、培训;②提高公众的抗微生物耐药问题意识及认识;③制定专业标准或指导原则。

美国方面,主要包括:①制定和实施教育推广工作措施,确保兽医和牧民接受抗微生物耐药培训;②使公众认识到动物部门抗菌药物滥用的问题③。

英国主要从医务人员、普通民众和畜牧业相关人员这三类人员入手,包括:①在临床医学、护理学、药学、牙科学和其他专业人员的本科生和研究生课程中纳入抗微生物耐药问题、合理处方、调剂和管理实践等内容,以及感染预防、管理和控制相关知识;为医疗卫生和其他专业人员提供教育资源和培训课程;为

---

① Government of India. National action plan on antimicrobial resistance (2017—2021). [2020-05-29]. http://www.ncdc. gov. in/WriteReadData/linkimages/AMR/File645. pdf.

② National Centre for Disease Control. National programme on containment of Anti-Microbial Resistance (AMR)(2012—2017). [2020-05-29]. www. ncdc. gov. in/WriteReadData/linkimages/AMR/File660. pdf.

③ The White House. National action plan for combating antibiotic-resistant bacteria. Washington: The White House,2015.

专业人员举办宣传活动，提高专业人员的抗微生物耐药意识，改变其行为。②每年举办"提高抗微生物药物认识宣传周"，提高公众对抗微生物耐药的认识；促进制定、推广针对不同部门的处方指导原则，推动抗微生物药物合理使用。③在兽医、农业专业本科生课程中纳入抗微生物耐药问题和治理相关内容；加强兽医专业人员的职业继续教育；加强动物饲养员的培训；强化兽医和农业协会的抗微生物耐药意识并鼓励其改变行为。①

瑞士在针对公众和医疗服务人员的基础上增加了培训、科研等内容。具体包括：①对公众、消费者以及耐药高危人群进行抗微生物药物及其耐药性的相关知识宣传教育；②加强医学生抗微生物耐药知识学习，提升感染专科医师职业认证中抗微生物耐药的培训深度；③加强抗微生物耐药知识培训和教材建设；④鼓励在基础研究和临床实践中应用最新的研究成果；⑤为专业人员提供基础与高级培训。②

南非则在加强民众、医务人员的教育基础上，强调了社区对抗微生物耐药防控意识的重要性；同时，在医疗服务能力不足的情况下，对感染防控的人员数量、工作规范和标准也做出了一些规划。具体包括：①教育和职业继续教育方面，在医疗卫生专业本科生和研究生课程中加入与抗微生物耐药干预措施相关的知识，将抗微生物耐药职业继续教育纳入现有的专业医护人员的职业培训要求；②制定抗微生物耐药培训计划和课程，进行可行性研究；③制定抗微生物耐药的工作规范、感染防控从业人员的工作标准以及医疗机构感染防控从业人员的数量配备要求；④提高卫生专业人员的认识，制定知识传播策略，开展南非抗微生物耐药宣传周活动，开展手卫生和咳嗽礼仪全国交流活动；⑤提高社区对抗微生物耐药的认识，制定知识传播策略，确定针对社区的资助和方法，为市民普及医疗服务、手卫生及咳嗽礼仪方面的知识。③④

印度除了专注于对抗微生物耐药相关人群的培训外，还强调了各部门治理沟通机制的建立，以及修订相关的课程，强化利益相关人群的培训工作。包括：①评估主要利益相关者或目标群体对抗微生物耐药和抗微生物药物使用的认知情况，记录现有的信息资源以及相关宣传资料，通过信息交流和传播改善人

① Department of Health. UK five year antimicrobial resistance strategy 2013 to 2018. London：Department of Health，2013.

② The Federal Council. Strategy on antibiotic resistance Switzerland. Bern：The Federal Council，2015.

③ National Department of Health. AMR background document. Pretoria：National Department of Health of the Republic of South Africa，2015.

④ National Department of Health. Antimicrobial resistance national strategy framework 2014—2024. Pretoria：National Department of Health of the Republic of South Africa，2014.

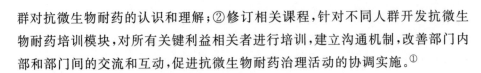
群对抗微生物耐药的认识和理解；②修订相关课程，针对不同人群开发抗微生物耐药培训模块，对所有关键利益相关者进行培训，建立沟通机制，改善部门内部和部门间的交流和互动，促进抗微生物耐药治理活动的协调实施。①

◆ 二、监测和研究强化知识和证据基础

各重点国家"通过监测和研究强化知识和证据基础"目标下所制定的抗微生物耐药治理战略规划，主要涉及：①提高监测能力，加强抗微生物耐药水平和抗微生物药物使用监测；②优化数据的收集和使用；③建立监测标准和数据标准；④开展、促进抗微生物耐药基础研究。

美国强调了实验室网络建设用以支持耐药菌株的监测和上报，并强调了新的诊断工具和耐药机制研究。具体包括：①建立区域公共卫生实验室网络，加强国家监测耐药菌株的能力，并建立样本库来促进检查、诊断和治疗的开发和评估；②扩大和加强公共卫生监测和数据上报的国家基础设施，鼓励所有医疗卫生机构及时上报抗微生物耐药水平和抗微生物药物使用情况；③实施新的诊断工具，加快和规范动物病原体的鉴定与药敏试验流程，建立动物抗微生物耐药数据共享和上报机制；④在家畜饲养、零售肉类生产链的多个过程节点上加强对抗微生物耐药以及抗微生物药物销售、使用的监测；⑤加强研究微生物群落的性质和抗微生物药物的作用机制。②③

英国对于强化监测和研究等证据基础方面的规划非常详细。改建现有监测预警系统，建立统一的监测、上报、分析标准，搜集兽医和人用抗微生物药物处方数据，联合国内畜牧业、工业、医疗等各部门并将相关数据共享合作，为相关研究提供资助等工作都进行了战略部署。具体包括：①改进监测和预警系统，制定国家感染监测信息标准，同时促进当地监测数据的利用；②合作开展工作以加强现有的证据基础，特别是通过收集和分享监测数据来了解当前的抗微生物耐药和抗微生物药物使用情况，改进国家和全球层面的预警系统；③收集、分析兽医处方数据，开展区域性的处方审核工作；④确保数据收集工作采用与当下欧盟领导项目一致的方法和分析技术标准；⑤鼓励开展研究以更好地了解相关干预措施（旨在遏制抗微生物耐药产生与传播）的效果；⑥将临床和实验室数据关联起来，加强控制耐药性较严重的病原菌，寻找、确定能有效抗击耐药菌

① Government of India. National action plan on antimicrobial resistance (2017—2021). [2020-05-29]. http://www.ncdc.gov.in/WriteReadData/linkimages/AMR/File645.pdf.

② The White House. National action plan for combating antibiotic-resistant bacteria. Washington: The White House, 2015.

③ Centers for Disease Control and Prevention. Goal 1: Slow the emergence of resistant bacteria and prevent the spread of resistant infections. Atlanta: Centers for Disease Control and Prevention, 2016.

感染的抗微生物药物组合;⑦开发可与电子处方系统关联的抗微生物药物使用监测和抗微生物耐药监测计划;⑧改进药敏试验的质量和标准,并对试验结果进行解释,促进监测数据的有效利用,改进感染的诊断和治疗;⑨探索卫生部门与动物、农业部门数据的关联,考虑在各部门之间共享实验室和检测方法;⑩帮助专业人员了解新出现的抗微生物耐药问题;⑪响应英国国家健康研究院的倡议,确保资助高质量的抗微生物耐药研究项目;⑫自2014年4月起为"抗微生物耐药和医院感染健康保护研究院"提供资助资金;⑬确保研究资助者继续合作,根据循证基础的发展来确定研究需求,继续资助优先领域;⑭咨询抗微生物耐药和医院感染咨询委员会专家,确定人类和动物领域新的抗微生物耐药研究需求;⑮围绕抗微生物耐药机制研究项目建立强大的合作伙伴关系,寻找药物和疫苗的潜在新靶点。①

瑞士则关注于跨医疗、畜牧业、环境部门的协调监测上报体系的建立。具体包括:①监测数据每年会以报告的形式进行公开,送往欧盟进行下一步的评估;②建立跨人类、动物以及环境部门的耐药性监测系统;③动物和食品领域,进一步扩大耐药性监测范围,动物领域计划建立中央抗微生物药物数据库,记录兽医、供应商以及牧民抗微生物药物使用情况;④人类领域,门诊和住院病人抗微生物药物使用数据的收集范围进一步扩展;⑤环境领域,首要任务是获取常用于耕种、播撒到土壤中的抗微生物药物的相关数据;⑥建立参考实验室网络系统和协调机制,并与诊断实验室建立沟通;⑦针对公共卫生问题中的抗微生物耐药,根据指南采取合适的诊断和数据描述方式;⑧建立抗微生物耐药跨学科平台,减少科学研究中的跨学科障碍;⑨开展跨部门研究,为农业部门建立农家肥、土壤和水使用的基本原则;⑩为快速诊断细菌与病毒耐药性,开发低成本、高效益的新诊断工具;⑪对人、动物与货物进出口中抗微生物耐药情况进行调查;⑫提高匿名抗微生物耐药数据的可获得性,促进医学研究。②③④⑤

———————————

① Department of Health. UK five year antimicrobial resistance strategy 2013 to 2018. London: Department of Health,2013.

② Federal Office of Public Health. Federal Food Safety and Veterinary Office. Federal Office for Agriculture,Federal Office for the Environment//Strategy on Antibiotic Resistance 2017 Report. Bern: The Federal Council of Switzerland,2017.

③ Swiss National Science Foundation. National research programme NRP49 antibiotic resistance final report. Bern:Swiss National Science Foundation,2006.

④ Federal Office of Public Health,Federal Food Safety and Veterinary Office. Usage of antibiotic resistance and occurrence of antibiotic resistance in bacteria from humans and animals in Switerland. Bern:The Federal Council of Switzerland,2016.

⑤ The Federal Council. Strategy on antibiotic resistance Switzerland. Bern:The Federal Council of Switzerland,2015.

南非在该部分的战略规划强调全国性的抗微生物药物耐药性和使用监测网络建立,并加强建立早期预警系统和感染控制。包括:①加强对地方、全国耐药性和抗微生物药物使用的监测,建立国家监测系统和错误用药上报系统,确定监测和报告程序,提供人类和动物部门的国家抗微生物耐药综合监测报告;②建立早期预警系统,通过疾病上报条例规范上报流程;③加强感染预防和控制工具、抗微生物药物管理效果以及动物卫生方面的研究。①②

印度主要针对耐药监测能力建设和建立国家监测标准和协调机制方面进行了规划。包括:①加强实验室建设,提升人类、动物、食品和环境部门的抗微生物耐药监测能力,成立抗微生物耐药监测的国家实验室,为加入全球抗微生物药物耐药性监测系统(GLASS)做准备;②建立国家抗微生物耐药监测的标准和协调机制,标准化抗微生物耐药监测的数据分析和信息管理过程,加强人类、动物、食品和环境部门的抗微生物耐药监测信息管理,开展对食品和环境中抗微生物药物残留/污染物的监测。③

◆ 三、加强感染预防与控制

重点国家在"感染预防与控制"目标下所制定的抗微生物耐药治理规划行动,主要涉及:①加强动物或环境部门的感染控制;②优化医疗机构感染控制实践;③促进疫苗接种;④制定感染控制相关指南;⑤对专业人员进行教育、培训;⑥促进开展个人卫生活动。

美国主要通过监测、教育、培训和加强合作的方式增强感染预防与控制用以提高抗微生物药物管理遏制抗微生物耐药发生。具体包括:①通过监测抗微生物耐药治理的进展和效果来加强抗微生物药物管理;②通过加强教育使医院、兽医、农业部门的成员和公众了解良好的抗微生物药物管理方式;③加强医疗卫生机构的合作,预防控制耐药菌的传播;④基于住院和门诊病人数据上报年度抗微生物药物使用情况,并从患者层面考虑抗微生物耐药治理;⑤制定和实施新的抗微生物耐药治理措施,控制微生物耐药性产生;⑥根据实际情况精简抗微生物耐药监管程序,更新和申请抗微生物药物药敏实验设备,使临床医生了解最新的抗微生物药物使用指南;⑦使公众认识到食品、动物部门的抗微生物药物滥用问题;⑧实施药品管理局对工业的监督,指导动物部门的抗微生

① National Department of Health. AMR background document. Pretoria:National Department of Health of the Republic of South Africa,2015.

② National Department of Health. Antimicrobial resistance national strategy framework 2014—2024. Pretoria:National Department of Health of the Republic of South Africa,2014.

③ Government of India. National action plan on antimicrobial resistance (2017—2021). [2020-05-29]. http://www. ncdc. gov. in/WriteReadData/linkimages/AMR/File645. pdf.

物药物的使用;⑨对兽医和农民等进行教育并评价;⑩制定适当的指标来衡量动物抗微生物耐药管理的成效;⑪加强公共卫生、制药和农业部门利益相关者的合作,促进制定和实施抗微生物耐药治理措施;⑫及时优化重要的农业活动,以便迅速、有效地开展抗微生物耐药治理,改善动物卫生。①②

英国则关注医务人员和兽医培训,并强调感染控制指南和指导原则的应用。规划包括:①在卫生专业人员和兽医教育计划中纳入感染预防措施和控制交叉感染的内容;②确保遵守感染控制相关指导原则,预防医院感染,遵守临床最佳实践指南,处理多重耐药菌引起的感染;③鼓励和支持动物饲养者加强生物安全,改善饲养条件,如优化房屋设计、遵循良好的消毒程序,以减少疾病的发生;④鼓励将最佳实践指南用于动物疾病控制,如分离患病动物、使用疫苗等;⑤分享有关人类和动物健康新问题的情报,同时在国家和国际层面更好地使用预警系统,采取适当的措施遏制抗微生物耐药的产生与传播;⑥接种经济有效的疫苗来降低感染的发生率,促进开发新的疫苗(包括针对多重耐药菌的疫苗);⑦提供临床领导,优化高层管理人员和感染控制团队之间的合作,在主动和预防性治疗方案中优先考虑实施抗微生物药物管理,并坚持遵循感染控制的最佳实践。③

瑞士在人类、动物、护理机构感染控制的基础上,强调了疫苗、培训以及公司和研究机构的抗微生物耐药宣传。包括:①加强人类和动物医院、护理机构的感染控制并改善卫生条件;②开发实用性强的快速实验室诊断工具,诊断病毒和细菌感染,避免不合理用药;③国家免疫计划中提出针对抗微生物耐药菌开展疫苗接种;④为专业人员提供基础与深入培训;⑤针对特定的动物品种或动物产品,提供培训资料,成立专家团队,建立激励系统,解决畜牧业中的饲养、不合理用药、生物安全等问题;⑥重视与动物健康相关的替代产品及治疗、繁殖、预防措施,优先饲养健康、强壮的动物;⑦加强农民与兽医之间的沟通,为农民提供咨询;⑧在公司、研究机构进行抗微生物耐药知识宣传,减少因研究和生

---

① The White House. National action plan for combating antibiotic-resistant bacteria. Washington: The White House, 2015.

② Centers for Disease Control and Prevention. Goal 1: Slow the emergence of resistant bacteria and prevent the spread of resistant infections. Atlanta: Centers for Disease Control and Prevention, 2016.

③ Department of Health. UK five year antimicrobial resistance strategy 2013 to 2018. London: Department of Health, 2013.

产而进入环境的抗微生物药物、耐药菌以及耐药基因。①②③④

南非则关注于预防新发感染和预防耐药菌传播两大方面。具体规划为：①预防新发感染，即确定适当的干预措施，改善免疫接种和季节性流感疫苗接种；②预防和控制耐药菌的传播，即保证医疗机构感染防控人员和设备的供应，建立符合卫生机构标准的感染防控措施，通过加强感染控制评估工具手册和感染预防控制指南及质量改进方法促进感染防控核心标准的实施，开展抗微生物耐药宣传日等活动，改善个人卫生并确立感染防控从业规范。⑤⑥

印度主要对各级医疗机构、动物和食品机构、社区和环境进行了感染防控规划。包括：①各级医疗机构制定和实施感染预防和控制策略；②国家及以下级别单位均需实施动物和食品部门的感染防控计划；③社区层面，加强个人卫生，提高不同社会群体对感染预防和手卫生的依从性，推动、加强感染防控合作；④制定干预措施，减少抗微生物耐药对环境的影响。⑦

◆ 四、优化人类和动物卫生工作中抗微生物药物的使用

重点国家在"优化人类和动物卫生工作中抗微生物药物的使用"目标下所制定的抗微生物耐药治理计划，主要涉及：①对专业人员进行教育、培训；②制定抗微生物药物应用指南；③优化检查诊断；④抗微生物药物质量和供应管理；⑤促进动物和食品部门的抗微生物药物管理；⑥审核、评估抗微生物药物管理效果。此部分也是各国家抗微生物耐药国家行动规划的重点内容，但各个国家侧重点有所不同。

美国强调了新型诊断工具、精简监管程序，落实公共卫生和上报政策以及制定合理措施促进农业、动物和人类相关的抗微生物药物使用。包括：①精简

① Federal Office of Public Health. Federal Food Safety and Veterinary Office. Federal Office for Agriculture, Federal Office for the Environment//Strategy on Antibiotic Resistance 2017 Report. Bern: The Federal Council of Switzerland, 2017.

② Swiss National Science Foundation. National research programme NRP49 antibiotic resistance final report. Bern: Swiss National Science Foundation, 2006.

③ Federal Office of Public Health, Federal Food Safety and Veterinary Office. Usage of antibiotic resistance and occurrence of antibiotic resistance in bacteria from humans and animals in Switerland. Bern: The Federal Council of Switzerland, 2016.

④ The Federal Council. Strategy on antibiotic resistance Switzerland. Bern: The Federal Council of Switzerland, 2015.

⑤ National Department of Health. AMR background document. Pretoria: National Department of Health of the Republic of South Africa, 2015.

⑥ National Department of Health. Antimicrobial resistance national strategy framework 2014—2024. Pretoria: National Department of Health of the Republic of South Africa, 2014.

⑦ Government of India. National action plan on antimicrobial resistance (2017—2021). [2020-05-29]. http://www.ncdc.gov.in/WriteReadData/linkimages/AMR/File645.pdf.

监管程序,加快新型药敏试验设备的更新与审批以更精确地指导抗微生物药物的选择;②使用新的诊断工具,扩大和维护兽医和食品安全实验室基础设施,提高检测能力,提高病原体鉴别能力;③实施公共卫生计划和上报政策,促进抗微生物耐药的预防与医疗卫生机构和社区的抗微生物药物管理;④避免在食品、动物中滥用抗微生物药物,并要求兽医监督饮用水和其他食物中抗微生物药物的使用;⑤制定和实施有效干预措施,促进农业部门合理使用抗微生物药物。[1][2]

英国方面,在已有的教育培训、监测报告基础上,英国强调了药敏实验的质量和标准,并拟对不同地区不同对象制定相应的抗微生物药物合理使用指南,并对管理效果进行审查评估。此外,英国还对创新性的管理措施进行鼓励,包括推广即时诊断工具、开发手机软件、发布报告等。具体措施包括:①开展抗微生物药物处方和管理方面的教育和培训;②制订数据记录和报告(包括使用电子处方)计划,开展抗微生物药物使用、耐药性和临床结果的数据分析;③改进药敏试验的质量和标准,并对试验结果进行解释,促进监测数据的有效利用,改进感染的诊断和治疗;④评估创新策略的实施效果;⑤审核不同地区处方情况,评估人类和动物部门抗微生物药物管理的效果;⑥制定针对不同部门领域的处方指南,内容包括减少动物的常规预防性抗微生物药物使用、促进抗微生物药物合理使用等,联合动物健康领域的代表一起宣传处方指南;⑦确保干预措施遵循抗微生物耐药指南的要求;⑧鼓励采取更广泛的干预措施来促进抗微生物药物合理处方的使用,如实施医院抗微生物药物管理的"Start Smart-Then Focus"指导原则,实施延迟处方策略(delayed prescribing practices)以及鼓励患者到社区药房寻求用药方面的专业建议;⑨制定和实施有效的抗微生物药物管理质量措施、抗微生物药物管理质量标准和初级、二级医疗机构处方指南;⑩推广使用即时(point-of-care)诊断工具辅助抗微生物药物处方决策,并重新评估诊断和治疗的适宜性;⑪开发手机软件,连接国家卫生与保健研究所(NICE)以及英国国家医疗服务体系(NHS)临床数据库,拓展医院抗微生物药物管理的学习方式和途径,优化初级医疗的抗微生物药物管理,促进医师处方行为转变;⑫通过发布"创新、健康和财富(Innovation,Health and Wealth)"报告来促进抗微生物药物的合理使用;⑬传播抗微生物药物合理处方政策和公共教育材料,优化兽医抗微生物药物处方,提高抗微生物药物管理原则的依从性;⑭鼓励动物饲养员与兽医密切合作,优先诊断家畜和宠物的疾病,并鼓励尽早

①　The White House. National action plan for combating antibiotic-resistant bacteria. Washington: The White House,2015.

②　Centers for Disease Control and Prevention. Goal 1:Slow the emergence of resistant bacteria and prevent the spread of resistant infections. Atlanta:Centers for Disease Control and Prevention,2016.

开展适当的检查诊断(特别是细菌培养和药敏试验);⑮鼓励农场主遵守政府对生物安全、畜牧业和各主要农业部门农业健康的规划指导,积极采取行动降低动物感染风险;⑯考虑将"农场保障"计划作为畜牧业提高依从性、改善实践的机制,计划内容包括隔离病畜、合理使用抗微生物药物等;⑰鼓励零售商审查肉类和动物产品的标准,针对海外供应链制定系统、明确的生物安全、抗微生物药物管理和良好饲养规范,同时与供应商、兽医合作,确保全国范围内采购的肉类和动物产品符合英国相关规范标准;⑱探索是否可能制定"耐药性指数",并帮助收集各种药物耐药性数据,以评估耐药性发展趋势;⑲评估创新策略的效果,同时评估快速诊断工具的影响效果;⑳促进药品的合理供给,如规定兽用抗微生物药物包装规格。[①]

瑞士则拟出台相应的处方指南,通过加强培训和分类管理制度,提高抗微生物药物的合理使用程度,并通过监测数据对个人和单位进行管制。规划包括:①出台符合现阶段抗微生物耐药国情的处方指南;②为专业人员提供基础与深入培训;③依据抗微生物药物的种类进行分类,对不同类别抗微生物药物的使用进行严格控制;④保证利益相关者能够获取专家关于抗微生物耐药的建议;⑤开发实用性强的快速实验室诊断工具,诊断病毒和细菌感染,优化门诊的抗微生物药物使用;⑥通过抗微生物药物使用数据,对过量使用抗微生物药物的个人和单位进行管制。[②③④⑤]

与其他国家不同的是,南非在合理抗微生物药物使用方面还强调了抗微生物药物的安全、有效以及可及性。对于发展中国家,抗微生物药物滥用和不可及是并存的问题。其具体规划包括:①获得安全、有效和可及的抗微生物药物,即改善抗微生物药的注册流程以及特定抗微生物药物的可及性,卫生机构按用药指南使用抗微生物药物,结合耐药性趋势来进行合理采购,实行药品质量监测和监管;②抗微生物药物管理计划(Antimicrobial Stewardship),即确定抗微生物药物管理在卫生机构和地区的作用,包括监督抗微生物药物处方,优化

① Department of Health. UK five year antimicrobial resistance strategy 2013 to 2018. London: Department of Health,2013.

② Federal Office of Public Health. Federal Food Safety and Veterinary Office. Federal Office for Agriculture,Federal Office for the Environment//Strategy on Antibiotic Resistance 2017 Report. Bern: The Federal Council of Switzerland,2017.

③ Swiss National Science Foundation. National research programme NRP49 antibiotic resistance final report. Bern:Swiss National Science Foundation,2006.

④ Federal Office of Public Health,Federal Food Safety and Veterinary Office. Usage of antibiotic resistance and occurrence of antibiotic resistance in bacteria from humans and animals in Switerland. Bern:The Federal Council of Switzerland,2016.

⑤ The Federal Council. Strategy on antibiotic resistance Switzerland. Bern:The Federal Council of Switzerland,2015.

抗微生物药物的使用,监测抗微生物药物的使用和提供、监测抗微生物药物指南的使用和实验室结果,根据耐药性有针对地制定抗微生物药物应用指南,优化诊断工具的使用;③在动物卫生方面,南非的抗微生物饲料添加剂(AFAS)审查程序必须与兽医监督和监测方案携手并进。①②

印度同样强调了抗微生物药物的安全可及性,并在加强抗微生物药物使用监测和各类抗微生物药物使用管理方面进行规划。包括:①加强国家监管部门对抗微生物药物质量、安全性和有效性的改进,并实施相关法规,实施抗微生物药物供应链管理、质量管理体系,在食品和动物领域建立专门的管理机构促进抗微生物药物的合理使用;②在抗微生物药物使用监测方面,建立人类、动物、农业和食品部门抗微生物药物使用国家监测系统,并将监测数据反馈给所有利益相关者,出版、宣传国家年度抗微生物药物使用(AMU)监测报告;③在人类抗微生物药物管理方面,在试点医疗机构分阶段实施抗微生物药物管理计划,定期审查计划效果,提高抗微生物药物提供者、分配者和消费者对抗微生物药物合理使用的意识,监测社区抗微生物药物使用,加强立法和相关法规实施,优化抗微生物药物使用,针对抗微生物药物合理处方制订结构化和强制性培训计划;④在畜牧业和食品部门抗微生物药物管理方面,建立管理计划促进动物、农业和食品加工机构抗微生物药物的合理使用,同时制定并实施相关国家政策。③

◆ 五、增加对新药、诊断工具、疫苗和其他干预措施的可持续投资

各重点国家在"增加对新药、诊断工具、疫苗和其他干预措施的可持续投资"目标下所制订的抗微生物耐药治理计划行动,主要涉及 5 个方面:①开发诊断工具;②开发新药或疫苗;③开发新抗微生物疗法;④加强合作;⑤确保资金投入。

美国在此方面对抗微生物耐药菌株的诊断工具,影响抗微生物耐药的因素,抗微生物药物作用机制、新型抗微生物耐药治疗方法、疫苗等进行了部署。强调创新性的制定策略以深入了解抗微生物耐药产生机制以及如何通过创新性的方法减少耐药菌感染暴发。具体规划包括:①开发、评估新型诊断工具,包括快速区分病毒和细菌病原体的诊断工具和药敏试验工具;②推广新型诊断工具,优化耐药菌感染的治疗,加强感染控制并提高医疗卫生机构和社区检测耐药菌、应对感染暴发的能力;③开展相关研究,增进专业人员对抗微生物耐药的环境影响因素、人畜共患的耐药菌以及耐药基因的了解;④加强微生物群落的

① National Department of Health. AMR background document. Pretoria:National Department of Health of the Republic of South Africa,2015.

② National Department of Health. Antimicrobial resistance national strategy framework 2014—2024. Pretoria:National Department of Health of the Republic of South Africa,2014.

③ Government of India. National action plan on antimicrobial resistance (2017—2021). [2020-05-29]. http://www.ncdc.gov.in/WriteReadData/linkimages/AMR/File645.pdf.

性质、抗微生物药物与其作用机制及预防性使用抗微生物药物的相关研究；⑤加强新疗法、疫苗、优质药物及新联合疗法的研发；⑥制订创新策略，开发非传统疗法、疫苗，减少人类和动物种群中耐药菌感染暴发；⑦进一步推进现有工作，提供重要数据和物质资源来支持研发有潜力的抗微生物候选药物和疫苗；⑧促进公私部门合作，加快研究新型抗微生物药物和其他应对耐药菌的工具；⑨创建生物制药公司，与学术界、生物技术以及制药领域合作，促进创新及新型抗微生物药物研发。①②

英国对于此方面的工作尤为重视，出台了 20 条相关规划对其进行布局。涉及新型诊断方法、疫苗开发、治疗方法等方面，并强调通过学术界和制药公司、国家间合作和提高资金支持等方式保证相关研究的可持续发展。规划具体包括：①在医疗服务体系中，充分利用基因组技术和即时诊断工具；②按照英国疫苗接种和免疫联合委员会（JCVI）的建议实施新的免疫接种计划，提高疫苗接种覆盖率，推动新疫苗（包括用于抗击多重耐药菌的新疫苗）的开发；③寻找新靶点，开发新的细菌感染治疗方法；④绘制欧洲地区的研究地图，了解欧洲国家正在进行的研究，以确定未来需要进一步研究的领域；⑤形成学术界和生物制药公司之间的联盟；⑥改善感染诊断工具，开发快速诊断工具，促进广谱抗微生物药物的经验治疗模式向基于实验室诊断的针对性治疗模式转化；⑦响应欧盟与欧洲制药行业的共同倡议"创新药物计划（Innovative Medicines Initiative，IMI）"，推动研发更好、更安全的药物，促进新抗微生物药物、快速诊断工具和新疗法的开发；⑧为公共和私营部门的药物开发项目建立新的领导结构，支持抗微生物耐药治理的国际举措，包括开发新药、诊断工具、创新替代疗法、联合疗法等；⑨随着基因组测序的价格下降和其效能的增加，促进抗微生物耐药相关基因组技术的开发和推广；⑩促进合作，确保优秀的科研成果得到发展和转化；⑪制订欧洲抗微生物药物产品开发合作计划；⑫从作用靶点到治疗模式等各个层面开发抗感染（尤其是细菌）的新疗法；⑬开发针对多重耐药菌的新型疫苗；⑭加强开发基因组诊断工具，并改进此领域药物开发的伴随诊断（companion diagnostics）工具；⑮加强科学基础设施建设来支持创新；⑯解决抗微生物药物开发投资不足的问题，对抗微生物药物和其他产品研发的相关激励措施的优缺点进行评估；⑰扩大研究议程，鼓励生物制药公司和学术界合作并共享信息，对临床研究过程进行创新，提高效率，同时提供安全保障；⑱响应英国国家卫生研究所的倡议，确保资助高质量的抗微生物耐药相关研究项目，从

---

① The White House. National action plan for combating antibiotic-resistant bacteria. Washington：The White House，2015.

② Centers for Disease Control and Prevention. Goal 1：Slow the emergence of resistant bacteria and prevent the spread of resistant infections. Atlanta：Centers for Disease Control and Prevention，2016.

2014 年 4 月起为"抗微生物耐药和医院感染的健康保护研究院"提供资助资金,确保研究资助者继续合作,根据循证基础的发展确定研究需求,并继续资助关键研究领域;⑲咨询专家,确定人类和动物领域新的抗微生物耐药相关研究需求;⑳围绕抗微生物耐药机制研究建立强大的合作伙伴关系,寻找药物和疫苗的潜在新靶点。[1]

瑞士对此方面规划较为简单,仅包括新型诊断工具开发和规范市场和激励机制两个方面。具体规划为:①规范市场机制与激励系统,限制过量使用抗微生物药物,促进合理用药;②开发实用性强的快速实验室诊断工具,诊断病毒和细菌感染。[2][3][4][5]

南非主要针对基础研发建设,包括提高实验室工作人员能力,建立研究数据库,确定研究方向,寻求国际合作以及资金支持几个方面。具体规划包括:①提高实验室及其工作人员的技能、专业知识和能力,保证病人标本送检和结果上报的准确性;②建立一个大学研究活动的数据库;③确定感染预防和控制工具、抗微生物药物管理效果以及动物卫生方面的相关研究的潜在资助机会;④与国际上其他国家政府合作,对新型诊断工具开发和其他研究项目进行调查;⑤为研究寻求资金资助;⑥开发一个发布抗微生物耐药潜在问题的研究平台,支持本科生和研究生的参与。[6][7]

印度主要拟确定未来的重点研究计划,并尝试对其进行资金支持。包括:①确定和发布国家研究重点,支持开发新的抗微生物药物、替代疗法和诊断工具,鼓励开展循证医学研究;②制订并实施可持续资金支持的抗微生物耐药国家行动计划(NAP-AMR)。[8]

① Department of Health. UK five year antimicrobial resistance strategy 2013 to 2018. London:Department of Health,2013.

② Federal Office of Public Health. Federal Food Safety and Veterinary Office. Federal Office for Agriculture,Federal Office for the Environment//Strategy on Antibiotic Resistance 2017 Report. Bern:The Federal Council of Switzerland,2017.

③ Swiss National Science Foundation. National research programme NRP49 antibiotic resistance final report. Bern:Swiss National Science Foundation,2006.

④ Federal Office of Public Health,Federal Food Safety and Veterinary Office. Usage of antibiotic resistance and occurrence of antibiotic resistance in bacteria from humans and animals in Switerland. Bern:The Federal Council of Switzerland,2016.

⑤ The Federal Council. Strategy on antibiotic resistance Switzerland. Bern:The Federal Council of Switzerland,2015.

⑥ National Department of Health. AMR background document. Pretoria:National Department of Health of the Republic of South Africa,2015.

⑦ National Department of Health. Antimicrobial resistance national strategy framework 2014—2024. Pretoria:National Department of Health of the Republic of South Africa,2014.

⑧ Government of India. National action plan on antimicrobial resistance (2017—2021).[2020-05-29]. http://www. ncdc. gov. in/WriteReadData/linkimages/AMR/File645. pdf.

第二节　重点国家的抗微生物耐药治理实践情况

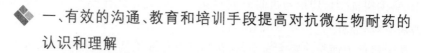

一、有效的沟通、教育和培训手段提高对抗微生物耐药的认识和理解

重点国家在"有效的沟通、教育和培训手段提高对抗微生物耐药的认识和理解"目标下所实施的治理行动，主要涉及 4 个方面：①对专业人员进行教育、培训；②提高公众的抗微生物耐药意识；③制定专业标准或指导原则；④评估干预措施效果。其中，优先实施的治理行动为对专业人员进行教育、培训，以及提高公众的抗微生物耐药意识。

具体来说，美国主要进行了两项具体工作。包括：①美国疾病预防与控制中心、药品管理局等主要利益相关者支持白宫举办了"一个健康"抗微生物药物管理论坛；②美国疾病预防与控制中心定期开展"提高抗微生物药物认识宣传周"活动。①②

英国方面，英格兰、苏格兰、威尔士和北爱尔兰根据自己的情况分别进行了抗微生物耐药的知识和信息宣传，旨在提高公众和其他相关人员的抗微生物耐药意识。③

英格兰具体实践措施包括：①通过提供创新的、低成本的方法减少基层医疗机构的抗微生物药物处方数量，该项目已在 200 位全科医生中进行试验；②为初级医疗保健专业人员开发了抗微生物药物网络培训（TARGET），建议将抗微生物耐药和抗微生物药物管理相关知识纳入本科生、研究生课程及继续教育课程；③2016 年 7 月，英格兰健康教育组织发布了抗微生物药物处方和管理能力评估报告；④应世卫组织、欧盟和比利时抗微生物药物政策协调委员会的要求，英国政府 2016 年"世界提高抗微生物药物认识宣传周"和"欧洲提高抗生素药物认识日"的宣言被翻译成荷兰文、法文和俄文。

苏格兰主要措施包括：①与格拉斯哥卡利多尼亚大学合作，开展了初步研究和系统评估，确定了改变兽医抗微生物药物处方行为的有效干预措施，并提

---

① Taskforce for Combating Antibiotic Resistant Bacteria. National action plan for combating antibiotic-resistant bacteria 180 days report. Washington：The Presidential Advisory Council on Combating Antibiotic Resistant Bacteria，2015.

② Goff D A，Kullar R，Goldstein E J C，et al. A global call from five countries to collaborate in antibiotic stewardship：United we succeed，divided we might fail. The Lancet Infectious Diseases，2017，17（2）：56-63.

③ Department of Health. UK 5 year antimicrobial resistance（AMR）strategy 2013—2018 annual progress report，2016. London：Department of Health，2017.

升了宠物主人和公众对抗微生物药物的理解与认识;②2016年,定量评估了"降低苏格兰抗微生物药物耐药性"教育项目对初级医疗保健抗微生物药物处方率的影响;③2016年11月举办了优化初级医疗保健抗微生物药物处方的活动;④2016年11月开展了全国和地区性活动以支持"抗微生物治疗监护运动"(antibiotic guardian campaign)和"欧洲提高抗生素药物认识日"活动,相关宣传材料在所有的社区药房展示了一个月。

威尔士主要措施包括:①2016年威尔士公共卫生部门与合作伙伴共同支持了一系列举措,如开展"抗微生物治疗监护运动"和举办"欧洲提高抗生素药物认识日"活动;②每两年举办一次抗微生物药物管理论坛以及每年举办三次感染控制论坛,促进临床医生、药师、微生物学家和感染控制从业人员之间的交流、分享。

北爱尔兰的主要实践活动包括4项:①2016年,支持"欧洲提高抗生素药物认识日"和"抗微生物治疗监护运动",并重点关注初级医疗保健;②2017年初,为卫生专业人员举办了区域研讨会,重点关注抗微生物耐药问题和抗微生物药物管理;③2016年10月,举办了一次网络实时聊天,与公众讨论了动物部门抗微生物药物滥用的问题,向公众普及了如何保证肉制品安全的知识;④2016年11月,"世界提高抗微生物药物认识周"期间,北爱尔兰政府制定了农业中使用抗微生物药物的常见错误图表并向公众发布,同时北爱尔兰政府还与英国兽医协会合作设计了"是否了解抗微生物药物"的宣传海报。

瑞士则主要采取以下措施:①对公众、消费者以及耐药高危人群进行抗微生物药物和抗微生物耐药的宣传教育;②为专业人员提供基础与高级训练来提高其对抗微生物耐药的认识。①②

南非的实践活动同样专注于培训、教育和公众宣传活动,包括:①制订培训计划,加强传染病专家、兽医、微生物学家、药师和感染防控从业人员的专业知识;②国家培训中心制订抗微生物耐药培训指导方案,该中心与美国俄亥俄州立大学Wexner医学中心的传染病专家之间的合作促进了南非药师的能力提升;③开发关于人类和动物卫生方面关于抗微生物耐药的核心课程;④南非政府正计划开展针对公众的宣传活动,以提高公众对传染病的认识,以及对传染病预防和控制措施的了解,并考虑使用目标群体导向的交流方式进行特定的宣传活动;⑤利用社区卫生工作者与媒体的密切合作推动宣传活动有效进行;

---

① The Federal Council. Strategy on antibiotic resistance Switzerland. Bern:The Federal Council of Switzerland,2015.

② Federal Office of Public Health. Federal Food Safety and Veterinary Office. Federal Office for Agriculture,Federal Office for the Environment//Strategy on Antibiotic Resistance 2017 Report. Bern:The Federal Council of Switzerland,2017.

⑥举行国家健康宣传日，倡导包含抗微生物耐药的 4 项公众宣传活动。①②

印度的主要实践活动包括：①国家疾病预防控制中心为德里的全科医生制订一系列合理使用抗微生物药物的继续教育计划；②国家疾病预防控制中心在 Lady Hardinge 医学院和德里的医院组织了研讨会，向媒体宣传抗微生物耐药现状以及印度政府为遏制其采取的措施；③开展为期一周的印度抗微生物药物宣传周活动（11 月 16 日至 23 日），教育患者、公众和医生如何使用抗微生物药物。③④

◆ 二、监测和研究强化知识和证据基础

各重点国家在"通过监测和研究强化知识和证据基础"目标下所实施的治理行动，主要涉及 4 个方面：①提高监测能力，加强耐药和抗微生物药物使用监测；②优化数据的收集和使用；③建立监测标准和数据标准；④开展、促进抗微生物耐药基础研究。重点国家在"通过监测和研究强化知识和证据基础"方面优先实施的治理行为为：①提高监测能力，加强耐药和抗微生物药物使用监测；②建立监测标准和数据标准。此外，除瑞士外，其他重点国家均重点实施了优化数据的收集和使用相关行动。开展、促进抗微生物耐药基础研究的重点国家较少，两个发展中国家——南非和印度均未开展该方面的行动实践。

具体来说，美国通过拓展本国的公共卫生实验网络，并加强动物食品等部门的基础设施建设，提高了抗微生物耐药上报情况。具体实践包括：①在建立公共卫生实验网络方面，美国疾病预防与控制中心已经开始计划将 5～7 个现有的实验室用于抗微生物耐药在线监测；美国国防部耐多药生物库监测网络（MRSN）的耐药性存储库和数据库中已拥有较完备的资源，且国防部发布了抗微生物耐药数据库，为授权用户提供访问权限；美国疾病预防与控制中心和美国药品管理局还制定了一套明确的机制来启动抗微生物耐药研究项目的顺利开展；美国药品管理局和国立医学研究所正在共同试点创立国家耐药菌数据库。②在加强动物、食品等部门抗微生物耐药情况上报的基础设施及上报情况方面，美国疾病预防与控制中心与合作伙伴密切合作，制定了风险调整方法来衡量抗微生物药物的使用情况；其还为上报抗微生物药物使用情况的医院提供技术援助。③在发展并提升动物实验室能力方面，美国兽医实验室诊断师协会与动植物卫生检验局合作，确定用于评估动物抗微生物耐药病原体的方法以及

① National Department of Health. AMR background document. Pretoria：National Department of Health of the Republic of South Africa，2015.

② National Department of Health. Antimicrobial resistance national strategy framework 2014—2024. Pretoria：National Department of Health of the Republic of South Africa，2014.

③ Government of India. National action plan on antimicrobial resistance (2017—2021). [2020-05-29]. http：//www. ncdc. gov. in/WriteReadData/linkimages/AMR/File645. pdf.

④ National Centre for Disease Control. Current status of AMR programme (2015—2016). New Delhi：National Centre for Disease Control，2016.

可用于动物抗微生物耐药病原体集中监测系统的数据范围。④在加强动物、食品部门的抗微生物耐药监测方面,美国药品管理局发布关于批准用于家畜的抗微生物药物销售和分销的年度总结报告,以及包含食品使用抗微生物药物申请者额外要求的拟议法规;而美国国家兽医服务实验室的诊断细菌学实验室继续提供沙门氏菌分离株和测序数据。⑤美国国立医学研究所与国家过敏和传染病研究所共同支持建立了美国病原体系统资源整合中心(PATRIC),而美国国防部与其他政府机构合作共享实验室数据,对数据库进行了标准化,并将代表整个军事健康系统的实验室数据和抗微生物药物使用数据上传到国家医疗保健安全网络(NHSN)。[1]

在英国,全国范围内实践行动主要是提供资金支持用于研究抗微生物耐药相关问题。[2] 其包括:①抗微生物耐药跨研究委员会倡议(AMR cross research council initiative)。其通过医学研究委员会(MRC)计划投入 800 万英镑,推动新治疗手段和诊断工具的开发;通过自然环境研究委员会(NERC)计划投入 650 万英镑,希望了解抗微生物耐药及其与自然环境之间的相互作用;通过经济研究委员会(ESRC)与多方合作,共同投入 1300 万英镑,希望了解抗微生物耐药和人群行为变化;通过艺术与人文研究理事会(AHRC)计划投入 200 万英镑,了解环境中的抗微生物耐药情况。②牛顿基金会,由医学研究委员会领导,其下属研究委员会投资 450 亿英镑,并和中国国家自然科学基金委一起共同资助了 6 项新研究,促进跨界、多学科之间的合作来帮助解决抗微生物耐药问题。③抗微生物耐药联合项目倡议,资助 2800 万欧元用于支持跨欧洲国家的研究项目,缩小抗微生物耐药传播机制方面与其他国家或地区的知识差距。另外还有一个 65 万欧元的资助项目用于支持欧洲的抗微生物耐药工作网络。④英国国家卫生研究所(NIHR)的四个研究中心正在进行抗微生物耐药研究。这些研究中心由英国国家医疗服务体系和大学联合创立,目的是开展转化医学研究,将新的科学发现转化为临床新疗法。

除以上资金支持外,英国还特别强调动物抗微生物耐药的情况监测。英国有两个不同的监测计划监测动物中耐药菌的流行情况,包括欧盟协调监测(EU harmonized monitoring)和监测兽医耐药性病原体的临床监测计划(clinical surveillance programme)。前者旨在欧洲成员国中通过代表性抽样进行强制性监测,而后者是英国监测动物部门抗微生物耐药的计划,其监测依赖于动物医疗卫生机构向英国动植物卫生局兽医调查中心提交病原体样本。两种形式

① Taskforce for Combating Antibiotic Resistant Bacteria. National action plan for combating antibiotic-resistant bacteria 180 days report. Washington:The Presidential Advisory Council on Combating Antibiotic Resistant Bacteria,2015.

② Department of Health. UK 5 year antimicrobial resistance (AMR)strategy 2013—2018 annual progress report,2016. London:Department of Health,2017.

的监测互相补充。

目前最准确的兽用抗微生物药物使用数据是其销售数据。这些数据由市场准入部门每年向兽医药品部提供,并由兽医药品部进行整理、核对。该数据是目前英国动物抗微生物药物使用量的最佳近似数据,但其没有考虑兽药浪费、进口或出口等因素,也没有区分不同的动物品种。为了完善该数据库,兽医药品部与主要的畜牧部门合作开发了按畜牧品种(家禽、猪和牛)分类的抗微生物药物使用数据收集系统,获得各畜牧品种的抗微生物药物使用数据,将为动物抗微生物药物使用趋势预测和干预措施效果的评价提供基线数据。2015年英国兽医抗微生物耐药和销售监测(Veterinary Antimicrobial Resistance and Sales Surveillance,VARSS)报告中提到,英国用欧洲统一的数据收集、监测方法取代了原来的方法,符合国家和全球政策承诺。①

除此之外,英国各地区也对本地区的耐药和抗微生物药物使用进行持续监测。在英格兰,提高当地抗微生物耐药监测数据的可获得性是其实践行动重点。具体实践包括:①至2016年底,医院信托机构、临床执业联盟可获得超过70个指标的对应数据,并且数据的质量和数量都得到了提高;②优化碳青霉烯耐药菌上报系统,使英格兰公共卫生部能够收集碳青霉烯耐药的风险因素相关数据,帮助其了解这些耐药菌是如何感染和传播的,并支持区域综合性医疗集团,防止感染的传播;③英国"抗微生物药物使用和耐药性监测计划"开始关注真菌的耐药性、抗真菌药物的使用和管理。

在苏格兰地区,2010年以来,每年提供人类抗微生物药物使用和抗微生物耐药监测年度报告,详细介绍了医院和基层医疗机构抗微生物药物使用情况和重点致病菌的耐药趋势。2016年,实施了两项关键的抗微生物药物使用监测活动,即分阶段向全科医师每季度提供个性化的抗微生物药物使用反馈报告和完成了几项抗微生物药物数据研究,为临床抗微生物药物处方决策提供支持。此外,2016年苏格兰地区还开发并强化了碳青霉烯耐药菌监测系统。该监测系统将碳青霉烯耐药菌感染数据与发病率、死亡率和处方数据库联系起来,确定了相关危险因素。同时,该系统还收集了有关患者旅行史的信息。各医疗机构向该系统上报控制措施实施情况,该系统对碳青霉烯耐药菌进行监测和流行病学分析;苏格兰还为建立"一个健康"监测方法,对全国人类、动物和环境部门的抗微生物耐药和抗微生物药物使用数据集进行审查,提高数据质量。

在威尔士地区,所有健康委员都被推荐实施并推广新型抗微生物感染控制网络,支持当地和全国医院抗感染的实施和监测;此外,威尔士地区持续发布初级和二级医疗卫生机构的抗微生物耐药和抗微生物药物使用年度报告,并正在开发门户网站以获得地方层面的基础数据。威尔士地区还在开发在线的二级医疗卫

---

① Department of Health. UK 5 year antimicrobial resistance(AMR)strategy 2013—2018 annual progress report,2016. London:Department of Health,2017.

生机构处方质量评估工具,用于与国家年度疾病现患率调查项目相结合。

在北爱尔兰地区,其 2016 年成立了新的监测小组,重点关注抗微生物耐药和革兰氏阴性菌血流感染;在北爱尔兰地区,初级和二级医疗卫生机构处方数据和医院感染数据的可及性和共享方面取得了重大进展,并在持续改进。目前,北爱尔兰政府正在为此数据库建立门户网站。

瑞士方面,2004 年,瑞士开始对人类领域中抗微生物药物的使用和抗微生物耐药率进行监测。2007 年,基于动物流行病法案,引进农场动物、动物产品的耐药性监测。2009 年,基于环境可持续性评估法案,成立农业-环境监测系统。数据分析依据欧盟标准,因此可以在欧盟内部进行比较。2015 年,瑞士通过国家研究计划进一步加强了抗微生物耐药"一个健康"跨学科平台建设。此外,瑞士大学/应用科学大学和瑞士土壤监测网络自 20 世纪 80 年代中期开始了土壤检测活动,目前将抗微生物药物残留以及抗微生物耐药纳入了检测范围。①②③④

南非的实践活动主要集中于监测系统的建立与抗微生物药物使用技术规范的确定。具体包括:①南非兽医协会药物委员会(MCSAVA)与比勒陀利亚大学兽医学院(FOVS)制定了抗微生物药物使用的技术准则,要求兽医有义务谨慎、合理地使用抗微生物药物;②加强抗微生物药物使用监测,即提交国家抗微生物耐药综合监测报告。卫生机构医院感染监测的标准已经在 2017 年制定完成,截至 2017 年有 25% 的医疗卫生机构发布的监测报告符合医院感染监测标准;③建立早期预警系统,截至 2017 年,有 75% 的实验室遵循预警系统的要求标准。⑤

印度政府的实践活动同样专注于监测网络建设以及实验室能力建设。包括:①在 2013 年,依托三级医疗卫生机构的实验室建立了抗微生物耐药监测研究网络(AMRSN),该网络正在扩大到 15 所医学院校/企业医院;②印度政府开发了一种智能的抗微生物耐药监测系统,该系统能统一数据收集的技术方法,促进抗微生物耐药数据的分析与共享;③2012—2017 五年计划的第一阶段(截至 2015 年)已确定了 10 个实验室用于抗微生物耐药国家监测,这些实验室

① Federal Office of Public Health. Federal Food Safety and Veterinary Office, Federal Office for Agriculture, Federal Office for the Environment, Strategy on Antibiotic Resistance 2017 Report. Bern: The Federal Council of Switzerland, 2017.

② Swiss National Science Foundation. National research programme NRP49 antibiotic resistance final report. Bern: Swiss National Science Foundation, 2006.

③ Federal Office of Public Health, Federal Food Safety and Veterinary Office. Usage of antibiotic resistance and occurrence of antibiotic resistance in bacteria from humans and animals in Switerland. Bern: The Federal Council of Switzerland, 2016.

④ The Federal Council. Strategy on Antibiotic Resistance Switzerland. Bern: The Federal Council of Switzerland, 2015.

⑤ National Department of Health. Implementation plan for the antimicrobial resistance strategy framework in South Africa: 2014—2019. Pretoria: National Department of Health of the Republic of South Africa, 2015.

正在追踪监测 4 种重要的病原体；④印度药物监督计划（PVPI）通过 203 个监测中心在各医院开展抗微生物药物使用监测，上报抗微生物耐药情况、抗微生物药物的使用以及药物不良反应；⑤2017 年印度国家疾病预防控制中心更新了国家抗微生物耐药监测网络标准化操作手册。①②③④

◆ 三、感染预防与控制

各重点国家在"感染预防与控制"目标下所实施的抗微生物耐药治理行动，主要涉及：①加强动物或环境部门的感染控制；②优化医疗机构感染控制实践；③促进疫苗接种；④制定感染控制相关指南；⑤对专业人员进行教育、培训；⑥促进个人卫生活动。各重点国家在"感染预防与控制"方面优先实施的治理行动为优化医疗机构感染控制实践和制定感染控制相关指南。仅瑞士和南非的治理行动涉及促进疫苗接种与个人卫生活动。

具体来说，美国通过各组织机构的协调管理，扩大感染防控的机构，并将一致的感染防控措施和技术手段推广到医疗机构、农业和畜牧业。具体实践活动包括：①美国卫生和公共服务部、国防部、退伍军人事务部提议新法案，实施与美国疾病预防与控制中心一致的抗微生物药物管理计划；②美国疾病预防与控制中心和各州合作，根据试点经验来支持临床医生抗微生物药物处方决策，并与基金会和临床专家合作制定了减少抗微生物药物处方的干预措施，还发布了门诊抗微生物药物处方率报告；③美国国防部与耐多药生物库和监测网络合作扩大监测范围，美国疾病预防与控制中心购买了住院病人的抗微生物药物使用数据来完善数据资料，总结抗微生物药物使用方面的现状和风险；④美国疾病预防与控制中心新兴感染计划（EIP）对抗微生物药物的使用和耐药性进行评估，并提交大型干预申请；⑤美国药品管理局提供有关抗微生物耐药治理立法的技术援助；⑥避免动物的抗微生物药物滥用方面，药品管理局完成对兽药饲料指令法规的修改，并发布 2009—2013 年家畜销售或分销中抗微生物药物使用的综合报告；⑦动物抗微生物药物管理方面，药品管理局、农业部和美国兽医协会、医学院校和大学协会组成专门的工作组，确定动物抗微生物药物管理培训教育和研究的需求，抗微生物耐药教育项目的进一步计划正在制订，农业部对各种肉制品生产和兽医环境进行评估，确定需要进行研究的优先领域；⑧美

---

① National Centre for Disease Control. Current status of AMR programme（2015—2016）. New Delhi：National Centre for Disease Control，2016.

② National Centre for Disease Control. Country response for containment of anti-microbial resistance(AMR)：Status report. New Delhi：National Centre for Disease Control，2017.

③ Indian Council for Medical Research. Annual report 2015—2016. New Delhi：Indian Council for Medical Research，2016.

④ National Centre for Disease Control. Annual report 2014—2015. New Delhi：National Centre for Disease Control，2015.

国疾病预防与控制中心发布"阻止抗微生物耐药传播"报告,通过实施以公共卫生部门为主导的协调模式在全国范围内改善感染管理和抗微生物药物处方行为;⑨药品管理局、农业部和美国疾病预防与控制中心发布了2012—2013年全国耐药监测综合报告。[①]

英国各个地区也进行了感染防控的相关强化措施。[②] 在英格兰,为优化评估并推动医疗卫生与社会保障服务标准的建立,医院和社区将大肠杆菌感染病例的数据分享给护理质量委员会。在苏格兰地区,其关注于常见的革兰氏阴性菌血症(大肠杆菌、肺炎克雷伯菌、铜绿假单胞菌)的发病率的下降,并强制要求各医疗卫生机构上报大肠杆菌菌血症病例。

目前,苏格兰政府正在开展流行病学调查工作,目的是确定医源性革兰氏阴性菌感染现状。此外,苏格兰卫生保护局正在监测医院和社区每千人平均病床工作日和每千人血流感染大肠杆菌、肺炎克雷伯菌和铜绿假单胞菌的情况。

威尔士政府已承诺在2020—2021年大幅减少革兰氏阴性血流感染,并开展了一系列措施减少泌尿系统感染,如导管插入教育学习包,导管保健护理标准化,改进急性和社区环境中的采样和诊断,以及出台新的国家初级医疗保健和急性护理抗微生物药物处方指南。

在北爱尔兰,2016年6月成立了"爱尔兰公共卫生医院感染和抗微生物药物管理改进委员会",该委员会正在实施抗微生物药物管理和感染预防和控制措施,以预防革兰氏阴性菌血液流感。这些措施包括修订处方集、调查公立和私立医疗机构疑似泌尿系统感染患者、制定管理指南以及开发信息系统,从卫生和社会保障组织和专业人员处收集数据,并向其提供反馈。

除以上各地区的实践行动外,英国关注动物卫生方面的感染防控。其在兽医药品部和英格兰公共卫生部主持下,与欧洲食品安全局和欧洲药品管理局在如何降低家畜抗微生物药物总体使用需求方面达成了一致意见,同时评价了欧盟为减少家畜抗微生物药物使用需求而采取的干预措施效果及其对抗微生物药物耐药的影响。除此之外,针对动物卫生的《肥料与泥浆处理指南》(帮助减少抗菌药物耐药细菌的传播)已于2016年8月发布。该原则用于指导屠宰场工作人员如何预防耐甲氧西林金黄色葡萄球菌感染。[③]

瑞士在感染防控方面,主要通过专家团队对医源性感染进行流行病学调查,并制定治疗指南来指导医院对其进行控制。此外,瑞士通过改善动物生存

---

① Taskforce for Combating Antibiotic Resistant Bacteria. National action plan for combating antibiotic-resistant bacteria 180 days report. Washington: The Presidential Advisory Council on Combating Antibiotic Resistant Bacteria, 2015.

② Department of Health. UK 5 year antimicrobial resistance (AMR) strategy 2013—2018 annual progress report, 2016. London: Department of Health, 2017.

③ Department of Health. UK 5 year antimicrobial resistance (AMR) strategy 2013—2018 annual progress report, 2016. London: Department of Health, 2017.

和生殖环境,开展居民手卫生活动以及为专业人员提供基础和高级训练来减少感染的发生和传播。[1][2]

南非在感染防控方面的实践包括:①卫生标准依从办公室(OHSC)规定了国家核心感染预防和控制标准(2013年国家卫生修正法案);②南非国家卫生部发布感染控制评估工具(ICAT)用以评估感染防控措施的效果;③国家卫生部制定了用于感染控制和抗微生物药物管理的国家核心标准(NCS);④南非还推出了扩大免疫规划(EPI),纳入了儿童流感嗜血杆菌B的肺炎球菌结合疫苗以及50岁以上人群的肺炎链球菌疫苗(PCV-13);⑤在控制新发感染方面,南非的有效免疫接种的覆盖率截至2015年已经达到60%;⑥在遏制抗微生物耐药的传播方面,南非目前配备有感染防控人员与必需卫生用品、获得感染防控授权的医疗卫生机构比例不断上升。[3]

印度在2012年印度医学研究理事会与基督教医学院Vellore合作启动了抗微生物药物管理、感染预防和控制(ASPIC)计划。此外,在2016年国际抗微生物耐药会议上,印度医学研究理事会发布了感染控制的指导原则,用以指导各级医疗机构的感染防控措施。

四、优化人类和动物卫生工作中抗微生物药物的使用

各重点国家在"优化人类和动物卫生工作中抗菌药物的使用"目标下所实施的抗微生物耐药治理行动,主要涉及:①对专业人员进行教育、培训;②制定抗微生物药物应用指南;③优化检查诊断;④专家提供建议;⑤限制抗微生物药物使用;⑥抗微生物药物质量和供应管理;⑦促进动物和食品部门的抗微生物药物管理;⑧审核、评估抗微生物药物管理效果。

重点国家优先实施的治理行动为制定抗微生物药物应用指南。仅美国、英国实施了优化检查诊断相关治理行动,仅瑞士和印度通过专家建议来优化抗微生物药物使用,仅英国开展了抗微生物药物质量和供应管理,具体情况如下。

美国疾病预防与控制中心和各州合作,根据试点经验来支持临床医生抗微生物药物处方决策,并与基金会和临床专家合作制定了减少抗微生物药物处方的干预措施,还发布了门诊抗微生物药物处方率报告;在避免动物的抗微生物药物滥用方面,药品管理局完成对兽药饲料指令法规的修改,并发布2009—2013年家

---

① The Federal Council. Strategy on Antibiotic Resistance Switzerland. Bern:The Federal Council of Switzerland,2015.

② Federal Office of Public Health. Federal Food Safety and Veterinary Office,Federal Office for Agriculture,Federal Office for the Environment,Strategy on Antibiotic Resistance 2017 Report. Bern:The Federal Council of Switzerland,2017.

③ National Department of Health. Implementation plan for the antimicrobial resistance strategy framework in South Africa:2014—2019. Pretoria:National Department of Health of the Republic of South Africa,2015.

畜销售或分销中抗微生物药物使用的综合报告；药品管理局、农业部和美国兽医协会、医学院校和大学协会还组成专门的工作组，确定动物抗微生物药物管理培训教育和研究的需求，抗微生物耐药教育项目的进一步计划正在制订，农业部对各种肉制品生产和兽医环境进行评估，确定需要进行研究的优先领域。①

英国方面，英格兰在 2016 年 11 月，发布了 2015 年英格兰的抗微生物药物使用处方数据。此外，2015—2016 年，英格兰政府设立了质量奖金（Quality Premium，QP），激励改进抗微生物药物管理和败血症管理。2016—2017 年，质量与创新协调（CQUIN）组织对卫生专业人员采取了激励措施使某些广谱抗微生物药物（碳青霉烯和哌拉西林-他唑巴坦）的总消费量减少了 1％ 以上，确保患者在开始治疗的 72 小时内进行药敏试验，促进抗微生物药物管理。2016 年 4 月在英格兰公共卫生指尖门户（PHE fingertips portal）建立抗微生物耐药本地指标（AMR local indicators）文件，为优化抗微生物耐药治理工作、开展增强抗微生物耐药意识相关活动做准备。

为了优化处方，2009 年苏格兰政府开始开发抗微生物药物处方质量指标体系，并每年对该体系进行优化。2015 年以来，该质量指标体系重点纳入了抗微生物药物使用持续时间和抗微生物药物治疗审查记录两个维度的指标。

威尔士地区通过教育和国家处方质量指标体系，优化初级保健抗微生物药物使用。其政府还出版了 C-反应蛋白诊断感染的基层临床实践指导原则，目的是改进诊断方式，促进抗微生物药物合理使用。

在北爱尔兰地区，医院感染和抗微生物药物管理改进委员会进行医疗机构的抗微生物药物管理工作，确保全面实施促进抗微生物药物合理使用的指导原则（Start Smart Then Focus）、病房清单等，提高抗微生物药物使用数据在地方层面的可获得性，促进用药行为的改变。此外，北爱尔兰地区的卫生和社会关怀委员会正在领导开发用于初级医疗保健的药物优化管理列表（Medicines Optimisation Dashboard），其中包括优化抗微生物药物管理的相关措施。

除以上人用抗微生物药物合理使用外，英国畜牧业部门正在开发新的工具用于支持相关数据的收集，确保未来最大限度地减少抗微生物药物滥用。英国家禽协会对家禽类的抗微生物药物进行监测，监测报告显示 2015 年抗微生物药物使用比 2014 年减少了 27％，其中氟喹诺酮使用量减少了 52％。此外，英国农业和园艺发展委员会于 2016 年 4 月推出了猪的抗微生物药物使用记录系统。②

① Taskforce for Combating Antibiotic Resistant Bacteria. National action plan for combating antibiotic-resistant bacteria 180 days report. Washington：The Presidential Advisory Council on Combating Antibiotic Resistant Bacteria，2015.

② Department of Health. UK 5 year antimicrobial resistance（AMR）strategy 2013—2018 annual progress report，2016. London：Department of Health，2017.

在瑞士,政府基于抗微生物药物消费数据对过量使用抗微生物药物的个人和单位进行监控。学术团队为人类感染性疾病修订指南,在动物领域出台了《兽医实践指南》。瑞士政府依据抗微生物药物的分类,对不同类别抗微生物药物的使用进行严格控制。此外,感染性疾病专家、旅游医学专家、热带医学专家以及兽医等为合理使用抗微生物药物提供了专家建议。医疗机构设立了咨询处,专门解答感染性疾病相关问题。[1][2]

南非专注于本国自身战略规划目标的完成,主要分为4个方面。①提高安全、有效的抗微生物药物的可及性。截至2017年,南非有95%的医疗卫生机构根据基本药物目录(EML)提供抗微生物药物。②规范抗微生物耐药管理。截至2017年,75%的医疗卫生机构符合抗微生物耐药管理标准,30%的医院建有感染疾病病房。③动物卫生中合理使用抗微生物药物。抗微生物耐药管理在动物卫生方面的活动主要集中在比勒陀利亚大学兽医学院和一些个人实践,并且比勒陀利亚大学兽医学院制定了兽用抗微生物药物类指导守则;同时,南非制定了两项法案来管制动物部门的抗微生物药物使用。④抗微生物耐药数据收集。国家卫生实验室和私人实验室网络是细菌和真菌分离物的宝贵资源和抗微生物耐药的数据提供者,他们对南非国家传染病机构和医疗保健相关感染、抗微生物药物耐药和真菌病中心(GERMS)选定的重要病原体进行监测,并基于中央数据库(CDW)提供的机构和省级线上数据进行完善。私营部门关于特定病原体的综合数据也是可用的,并且通过南非临床微生物学学会定期上报公共和私人数据。[3]

印度2011年"国家抗微生物耐药遏制政策"(The National AMR Containment Policy)强调需要根据"药品和化妆品管制法规"制定单独的规定,规范抗微生物药物的销售。2014年3月起,印度政府修订了"药物和化妆品管制法规",规范了该国的抗微生物药物销售。2015年印度国家疾病预防控制中心制定并发布了抗微生物药物使用的国家临床指南。印度食品安全和标准局(FSSAI)于2015年1月发布了一项新指令,其中要求限制牲畜饲养中使用抗微生物药物。农业部通知所有地区的畜牧业,要求各地区政府向兽医、饲料制造商以及参与

① The Federal Council. Strategy on Antibiotic Resistance Switzerland. Bern: The Federal Council of Switzerland,2015.

② Federal Office of Public Health. Federal Food Safety and Veterinary Office, Federal Office for Agriculture, Federal Office for the Environment, Strategy on Antibiotic Resistance 2017 Report. Bern: The Federal Council of Switzerland,2017.

③ National Department of Health. Implementation plan for the antimicrobial resistance strategy framework in South Africa:2014—2019. Pretoria: National Department of Health of the Republic of South Africa,2015.

动物治疗的人士提供咨询,以便其合理地使用抗微生物药物和激素治疗患病家畜。①②

◆ 五、增加对新药、诊断工具、疫苗和其他干预措施的可持续投资

各重点国家在"增加对新药、诊断工具、疫苗和其他干预措施的可持续投资"目标下所实施的抗微生物耐药治理行动,主要涉及:①开发诊断工具;②开发新药或疫苗;③开发新抗微生物疗法;④加强合作;⑤确保资金投入。美国、英国和南非优先实施了开发新药或疫苗并加强国际和国内合作。仅美国实施了开发新抗微生物疗法方面的治理行动。

美国在此战略规划的主要行动瞄准于开发新的诊断工具并推广其使用,开展耐药基因的环境因素研究并开发新疗法,发展新型治疗策略等。③ 具体措施如下。

①开发和评估新的诊断工具方面:美国过敏和传染病研究所资助了快速检测抗微生物耐药的诊断工具研究项目和新诊断平台的开发项目;生物医学高级研究与发展管理局在准备研发抗微生物耐药诊断平台和检测技术;生物医学高级研究与发展管理局和国立健康研究院合作资助研发改善耐药性感染治疗和耐药菌的快速检测技术。

②推广诊断工具使用方面:美国药品管理局与医疗保险和医疗补助服务中心分享有关耐药菌检查诊断的专业信息和知识;医疗保险和医疗补助服务中心推进诊断工具的全面覆盖和相关政策制定;美国药品管理局、医疗保险和医疗补助服务中心,通过提供联邦合作伙伴之间的信息和专业知识共享,来促进合作,并提高抗微生物耐药认识和治理效率。

③开展耐药性基因的环境因素研究和开发新疗法方面:美国农业部筹划网络研讨会来讨论抗微生物耐药的合作研究;国立健康研究院和药品管理局举行会议讨论如何加强美国政府的临床试验基础设施;国立健康研究院和药品管理局合作举办公共研讨会讨论耐药菌诊断;国际健康研究院抗微生物耐药领导小组进行了四项介入性临床试验,发表了关于评估抗微生物药物使用风险和收益的学术论文。国防部、联合科学和技术办公室资助了一项新药的临床前研究。

---

① National Centre for Disease Control. Current status of AMR programme (2015—2016). New Delhi:National Centre for Disease Control,2016.

② National Centre for Disease Control. Country response for containment of anti-microbial resistance(AMR):Status report. New Delhi:National Centre for Disease Control,2017.

③ Taskforce for Combating Antibiotic Resistant Bacteria. National action plan for combating antibiotic-resistant bacteria 180 days report. Washington:The Presidential Advisory Council on Combating Antibiotic Resistant Bacteria,2015.

该新药是一种拓扑异构酶抑制剂,目前已经提交了新药临床试验申请。

④发展非传统疗法、疫苗和创新策略方面:美国过敏和传染病研究所资助解决抗微生物耐药的新策略;国防部、联合科学和技术办公室研发了新疗法,并评估之前的药物作为新组合疗法一部分的疗效;国防部和沃尔特里德陆军研究所继续进行耐药菌筛选工作,目的是筛选出具有抗肺炎克雷伯菌属活性的新化合物;农业部的农业研究局举办了"农业生态系统抗微生物耐药"内部研讨会,并正在筹办抗微生物替代药物年度研讨会。

英国主要通过独立审查、建立全球创新基金、开展国际合作、实施国家采购计划和设立经度奖五项具体措施。[①]

①独立审查(independent review)。2014年英国政府对抗微生物耐药进行了独立审查,分析了全球抗微生物耐药问题,并提出了在国际上解决这一问题的具体行动方案。该审查由 Jim O'Neill 勋爵主持,并在 2016 年 5 月 19 日发布了最终报告。报告列出了一系列抗微生物耐药治理的行动,包括如何减少抗微生物药物需求、如何获得全球行动支持和如何激励抗微生物药物的开发等。

②建立全球创新基金(Global Innovation Fund)。英国承诺在未来 5 年投入 5000 万英镑设立全球抗微生物耐药创新基金用以促进抗微生物耐药的全球研究,造福中低收入国家。2016 年 12 月,英国与中国签署了一项新的抗微生物耐药创新合作协议(AMR Innovation Collaboration),旨在资助两国研究机构、高等教育机构和企业共同开展研究和创新项目。中国政府承诺将为英国政府提供 1000 万英镑的配套资金。专家顾问委员会(Expert Advisory Board)就如何最好地利用这笔资金向英国政府提出了建议。这项工作也得到了英国科学与创新网络(Science and Innovation Network)的支持。

③开展国际合作。英国政府承诺加强国际合作,激励制药公司生产有效的新药。在 G20 国家中就"遏制耐药菌的出现、研发新抗微生物药物与改良现有抗微生物药物"的相关问题达成了一致。为了预测抗微生物耐药的发展趋势,国际发展部(DFID)资助了新的项目来制定抗微生物药物耐药指数,该项目每两年举办一次。该指数将使用一系列指标来监测和评估制药行业绩效,并旨在提高其行业绩效。

④实施国家采购计划(National Purchasing Arrangements)。O'Neill 报告明确指出,应该对刺激抗微生物药物市场的干预措施实行全球范围内的管理。但是,报告也强调了国家层面应更好地计划、安排抗微生物药物采购以保证抗微生物药物的有效性,并减少抗微生物药物滥用。政府/业界抗微生物耐药联

① Department of Health. UK 5 year antimicrobial resistance(AMR)strategy 2013—2018 annual progress report,2016. London:Department of Health,2017.

合工作组正在考虑新的药品补偿模式,将目前在市场上销售的新型抗微生物药物的价格与数量分开收集、分析,以此指导国家采购安排。2017年,一项可行性研究关注了基于保险的英国国家卫生与临床优化研究所技术评估计划(NICE technology appraisal programme of an insurance-based approach)对一种将报销与销售数量脱钩的补偿模式的影响。

⑤设立经度奖(Longitude Prize)。2014年,英国政府设立了经度奖,提供了1000万英镑的奖金用于资助诊断工具的研发项目。该奖项由Nesta管理,并由Innovate UK作为资助合作伙伴提供支持。2016年5月,Nesta设立了发现奖(Discovery Awards)用于帮助需要资金支持的潜力团队实现他们的研究构想。在审查了对70多份资助申请之后,英国皇家学会在11月份将该资助授予了12个分别来自印度、英国和美国的研究团队。2017年1月将公布第二轮发现奖的获奖名单,其奖金由默沙东制药公司提供。

瑞士则通过国家科学基金会资助成立瑞士抗微生物药物耐药中心网。自2016年起,该项目由瑞士联邦公共卫生局和伯尔尼大学提供资金。[①②]

南非在提高实验室能力、优化质量控制管理体系方面进行实践,截至2017年,南非有70%的实验室通过质量控制管理体系。此外,南非医学研究委员会(SAMRC)与英国医学研究委员会(UKMRC)合作研究新药和疫苗,促进解决抗微生物耐药问题。[③]

第三节 重点国家的抗微生物耐药治理未来计划

◆ 一、重点国家抗微生物耐药战略规划和实践行动比较

表2-3比较了各重点国家抗微生物耐药治理战略规划与实践行动之间的差异。大部分国家根据自身特点及制定的战略规划在逐步实施实践行动,但仍存在战略规划未实施的情况。

---

① The Federal Council. Strategy on Antibiotic Resistance Switzerland. Bern：The Federal Council of Switzerland,2015.

② Federal Office of Public Health, Federal Food Safety and Veterinary Office,Federal Office for Agriculture,Federal Office for the Environment,Strategy on Antibiotic Resistance 2017 Report. Bern：The Federal Council of Switzerland,2017.

③ National Department of Health. Implementation plan for the antimicrobial resistance strategy framework in South Africa：2014—2019. Pretoria：National Department of Health of the Republic of South Africa,2015.

表 2-3　各重点国家抗微生物耐药治理战略规划与实践行动比较

耐药治理		战略规划					实践行动				
		美国	英国	瑞士	南非	印度	美国	英国	瑞士	南非	印度
通过有效的沟通、教育和培训手段提高对抗微生物耐药的认识和理解	对专业人员进行教育、培训	√	√	√	√	√	√	√	√	√	√
	提高公众的抗微生物耐药意识	√	√	√	√	√					√
	制定专业标准或指导原则		√		√				√		
	干预措施效果评估							√			
通过监测和研究强化知识和证据基础	提高监测能力，加强耐药和抗微生物药物使用监测	√	√	√	√	√	√		√	√	√
	优化数据的收集和使用	√	√	√						√	√
	建立监测标准和数据标准	√	√	√	√	√	√	√	√	√	
	开展、促进抗微生物耐药基础研究	√	√	√	√		√				
感染预防与控制	加强动物或环境部门的感染控制	√	√	√		√	√	√	√		
	优化医疗机构感染控制实践	√	√	√	√	√	√	√	√	√	√
	促进疫苗接种	√	√	√	√						
	制定感染控制相关指南	√	√	√	√		√	√	√	√	√
	对专业人员进行教育、培训	√	√	√				√	√		
	促进个人开展卫生活动	√			√	√			√	√	

耐药治理		战略规划					实践行动				
		美国	英国	瑞士	南非	印度	美国	英国	瑞士	南非	印度
优化人类和动物卫生工作中抗微生物药物的使用	对专业人员进行教育、培训	✓	✓	✓		✓		✓	✓		
	制定抗微生物药物应用指南	✓	✓	✓	✓		✓	✓		✓	✓
	优化检查诊断	✓	✓	✓	✓		✓	✓			
	专家提供建议			✓					✓		✓
	限制抗微生物药物使用	✓		✓		✓	✓	✓		✓	✓
	抗微生物药物质量和供应管理	✓	✓		✓		✓				
	促进动物和食品部门的抗微生物药物管理	✓	✓		✓					✓	✓
	审核、评估抗微生物药物管理效果	✓	✓				✓				
增加对新药、诊断工具、疫苗和其他干预措施的可持续投资	开发诊断工具	✓	✓	✓			✓			✓	
	开发新药或疫苗	✓	✓			✓	✓		✓		
	开发新抗微生物疗法	✓	✓			✓	✓				
	加强合作	✓	✓		✓		✓	✓		✓	
	确保资金投入	✓	✓	✓	✓	✓	✓	✓	✓		
合计		24	23	18	19	17	18	21	14	17	11

◆ 二、未来行动计划

仅有 3 个国家在战略规划和已有实践基础上提出了下一步的抗微生物耐药治理未来计划,计划同样覆盖前述的抗微生物耐药治理的五大方面。但由于各国国情和实践情况不同,侧重点有所不同。南非发展中国家侧重于已有的加测网络和抗微生物耐药培训和教育工作。而英美等发达国家侧重于创新性药物、诊疗手段和国际合作。但未来计划都普遍包括以下四个方面:①促进研发;②加强监测;③促进抗微生物药物的合理使用;④推动合作。具体情况详见表2-4。

表 2-4 各重点国家抗微生物耐药治理的下一步行动

国家		下一步治理行动
美国①②	加强国家"一个健康"监测工作	（1）建立公共卫生实验室网络：国家疾病预防与控制中心和药品管理局将更新细菌菌株的储存库，将分离的菌株与国家感染监测系统确定的新耐药机制或正在形成的耐药模式相结合进行研究分析。 （2）扩大基础设施建设，及时上报抗微生物耐药情况：国家疾病预防与控制中心将与医院联盟、国家医院网络合作，确定是否需要额外的上报激励来取代（或补充）医疗保险和医疗补助服务中心所要求的上报流程；国家疾病预防与控制中心和合作伙伴将以标准文件格式制定微生物药物使用的临床医疗质量报告，并将加强新兴感染计划活动，加强监测范围。 （3）提高实验室能力：10~20个全国动物卫生实验室网络和兽医实验室调查者和反应网络实验室成员利用标准化的检测方法和数据共享机制，提高分离、鉴定细菌的能力；美国农业部和药品管理局将建立一个信息系统，连接全国动物卫生实验室网络和兽医实验室调查和反应网络实验室，进行药敏试验。 （4）加强抗微生物耐药监测：国家抗微生物耐药监测系统将与国家医疗安全网络合作，从感染分离得到的菌株中获得耐药性数据

① Taskforce for Combating Antibiotic Resistant Bacteria. National action plan for combating antibiotic-resistant bacteria 180 days report. Washington: The Presidential Advisory Council on Combating Antibiotic Resistant Bacteria,,2015.

② The White House. National strategy for combating antibiotic-resistant bacteria. Washington: The White House,2015.

国家		下一步治理行动
	合理使用抗微生物药物	（1）实施抗微生物药物管理计划：国防部支持抗微生物药物管理计划和干预措施；国家疾病预防与控制中心将与试点医院系统合作，促进抗微生物药物使用情况上报与管理工作的实施；国家疾病预防与控制中心还将与护理机构合作，制订并实施一套适用于护理院抗微生物药物管理计划和干预措施；国家疾病预防与控制中心将提高预防多重耐药结核病的能力；抗微生物药物预防项目将在所有50个州以及哥伦比亚特区和波多黎各进行；国家疾病预防与控制中心将根据国家和地区对住院抗微生物药物的不合理使用的方处进行评估，并依据效果对相关干预措施进行排序。 （2）避免动物部门滥用抗微生物药物，并在兽医诊所下合理使用抗微生物药物：药品监督管理局与美国农业部及其下属动植物卫生检验局合作，通过分析抗微生物药物使用数据来评估、上报抗微生物药对动物的影响，包括动物与美国农业部门抗微生物药物的总销售量，从零售肉类和家畜中分离出来的耐药菌情况以及食品中耐药菌的种类和流行情况。 （3）动物抗微生物药物管理：药品管理局与美国农业部将制订有效的干预措施，遏制抗微生物药的传播，并与公私部门合作，将动物抗微生物药物管理引入兽医诊所。
美国	促进开发和使用快速、新型的诊断工具	（1）开发、评估新的诊断工具：国家卫生研究院和生物医学高级研究与发展管理局至少会推进一种新的诊断工具的开发；生物医学高级研究与发展管理局将设立一项激励政策，促进快速诊断工具的开发。 （2）推广诊断工具的使用：美国卫生和公共服务部将提供技术援助和相关教育资料，促进卫生服务提供者和医疗卫生机构基于实验室诊断判断而非经验判断来改善患者管理

重点国家抗微生物耐药治理模式和多双边合作合作方式

续表

国家		下一步治理行动
美国	加快新抗微生物药物、其他抗微生物药疗法和疫苗的基础研究和开发	（1）开展研究：卫生和公共服务部、国家卫生研究院、药品管理局、农业部、国家疾病预防与控制中心、国防部等将采取措施确保美国政府研究资源集中在抗微生物耐药的优先问题上，力争在抗微生物研究中使用先进的技术。 （2）加强新疗法研究：国防部和联合科学技术办公室正在资助相关研究，美国过敏和传染病研究所最近颁发了几项并分奖项与抗微生物耐药相关的新战略，完成化学和生物防控计划。 （3）开发非传统疗法：疫苗和创新战略，这些非传统的举措，耐药相关的药物专注于制定解决抗抗生物耐药方案以解决研究和开发的问题。 （4）支持开发有前景的抗微生物候选药物和有前景的疫苗：国家卫生研究院将支持对新种新产品（抗微生物药物、新疗法或疫苗）进行初步测试和验证，以治疗或预防耐多药的革兰氏阴性病菌，化学和生物防御计划/国防威胁降低局（CBDP/DTRA）将完成另一种抗微生物药物的临床前研究，并将支持两种新产品的临床试验，以治疗耐药菌感染。 （5）加快研发新抗微生物药物和其他抗微生物药对抗耐药菌的工具：生物医学高级研究与发展管理局于2015年9月16日宣布与阿斯利康制药公司合作开发新的抗微生物药物。 （6）创建生物制药公司：生物医学高级研究与发展管理研究所目前正在进行市场研究
	抗微生物耐药预防、监测、控制和抗微生物药物研发能力，推动国际合作	（1）监测：至少15个伙伴国家的公共卫生实验室将能够监测世卫组织七大重点监测病原体中的至少3个，并将其结果上报给世卫组织、国际监测网络等；美国农业部、药品管理局和疾病预防与控制中心将合作，利用基因组测序技术监测食物、动物和人类食源性病原体的耐药基因；在双边健商和多边卫生安全议程（GHSA）抗微生物耐药行动方案的实施，继续推动抗微生物耐药监测数据，推动国际卫生优先事项；国家疾病预防控制中心和其他美国机构将协助至少15个国家收集耐药性监测数据，并与利益相关方共享数据。 （2）预防和控制：药品管理局和美国农业部将与中国以及其他有兴趣的合作国家进行沟通、交流技术信息，协调兽药产品风险评估和监管的方法；药品管理局和美国农业部将与世界动物卫生组织等合作，开发用于动物抗微生物药物使用的标准化方法

国家		下一步治理行动
英国①	保护我们拥有的抗微生物药物	政府承诺,根据 2014 年用于养殖动物的抗微生物药物使用水平 62 mg/kg 的基准,到 2018 年将其降低 20% 至 50 mg/kg;政府还承诺与兽医合作,为可持续地减少动物抗微生物药物使用制订各个部门的具体目标
	促进新药开发	英国将继续与 G20 国家和国际组织合作,确保各种融资解决方案能更好地利用资金,并为适应市场提供强有力的激励措施
	加强监测	采用特异性抗微生物药物使用数据收集系统,对药品公司获得的销售数据进行交叉核对。比较特定产品的使用数据与其销售量,为农民和兽医提供准确的数据,减少抗微生物药物的滥用,促进抗微生物药物的合理使用
	加强研究	(1) 抗微生物药物耐药部门委员会(Cross Council)与卫生部合作,在 2017 年 5 月建立了由医学研究委员会领导的基金项目,共筹集研究资助基金 1000 万英镑,于 2018 年 4 月开始资助。 (2) 英国-巴西"牛顿倡议"(UK-Brazil Newton Call):2017 年 7 月建立,由生物技术与生物科学研究委员会(BBSRC)领导,共筹集资助资金 250 万英镑,于 2018 年 4 月开始资助。资助重点为农业部门的抗微生物药同题相关研究。 (3) 英国-印度"牛顿倡议"(UK-India Newton Call):2017 年年中建立,由抗微生物耐药部门委员会和经济研究委员会领导,共筹集研究资金 650 万英镑,于 2018 年年中开始资助。 (4) 英国-中国"牛顿倡议"(UK-China Newton Call):2017 年年底建立,由抗微生物耐药部门跨部委员会和医学研究委员会领导,共筹集研究资金 800 万英镑,于 2019 年开始资助

① Department of Health. UK 5 year antimicrobial resistance (AMR) strategy 2013—2018 annual progress report, 2016. London: Department of Health, 2017.

续表

国家		下一步治理行动
英国	国际合作	(1) 政府将重点执行G20、联合国的承诺，并对英国的抗微生物耐药独立审查作出回应。 (2) 政府将继续与国际和国内伙伴合作，为集体行动和合作提供支持，增加全球抗微生物耐药研究和创新投资。支持与合作伙伴国（巴西、中国、印度和南非等）的研究合作是英国科学与创新网络（UK's Science and Innovation Network）的优先事项。 (3) 英国将寻求与其他合作伙伴、捐助者合作，考虑到微生物耐药问题中的社会因素，其将从国家行动计划转向实施抗微生物耐药监测并评估低收入环境下抗微生物耐药导致的疾病、经济负担
	专业知识培训与人力资源开发	(1) 将在区域培训中心进行卫生服务提供者团队的教育。 (2) 开发卫生和兽医学生的核心课程以及其他学生的抗微生物药相关课程
	开展宣传，提高公众抗抗微生物耐药意识	(1) 计划开展针对公众的活动，提高公众对传染病的认识以及预防和控制措施。 (2) 计划基于国家健康宣传日开展四项公众宣传活动
南非①②	优化监测，辅助早期发现抗微生物耐药	(1) 抗微生物耐药监测： ①发布南非抗微生物耐药综合监测报告（其中包括公立和私立医疗机构的多重耐药数据）；2018—2019年报告的数据预计符合世卫组织指南的要求； ②在医疗卫生机构实施医院感染监测的实践标准已经在2016—2017年制定完成；预计到2018—2019年的医疗卫生机构会发布符合标准的医院感染监测报告。 (2) 早期预警： ①预计2018—2019年建立一套标准的多重耐药菌上报体系； ②预计2018—2019年耐药上报符合标准的实验室达到100%

① National Centre for Disease Control. Current status of AMR programme (2015—2016). New Delhi: National Centre for Disease Control,2016.
② National Centre for Disease Control. Country response for containment of anti-microbial resistance(AMR); Status report. New Delhi: National Centre for Disease Control,2017.

国家		下一步治理行动
南非	加强感染预防和控制	（1）控制新发感染： 有效疫苗接种的覆盖率将在2019年达到90%。 （2）阻止和控制耐药性的传播： ①至少配备一名感染防控从业人员的医院比例预计到2018—2019年达到100%； ②每250个床位至少配备一名感染防控从业人员的医院比例预计到2018—2019年达到75%； ③至少配备一名感染防控从业人员的地区占比预计到2018—2019年达到85%； ④拥有感染防控管理体系的地区占比预计到2018—2019年达到100%； ⑤拥有感染防控和抗微生物管理体系的医院占比预计到2018—2019年达到100%
	促进抗微生物药物的合理使用	（1）保障安全、有效的抗微生物药物的可及性： 根据基本药物清单提供抗微生物药物的医疗卫生机构使用管理。 （2）制度化抗微生物药物使用管理： ①符合抗微生物药物使用管理标准的医疗卫生机构占比预计到2018—2019年达到100%； ②建立感染病的中央中医医院占比预计到2018—2019年达到60%
	优化诊断管理，加强实验室能力和质量控制	在提高实验室能力和质量控制管理体系方面，预计到2018—2019年南非通过质量控制管理体系最低标准的实验室所占比例可达到95%。
	建立国家、省和机构层面的多级治理结构	在国家层面，到2018—2019年部长级咨询委员会预计可以处理全部的抗生物耐药相关问题；在地区层面，预计到2018—2019年有效的联合省级抗微生物管理委员会结构可以覆盖90%的省份；在省级层面，到2018—2019年具有区域抗微生物药物治理结构或者纳入高校抗微生物药物治理计划延伸计划的地区比例预计为75%

第四节　重点国家抗微生物耐药治理的国内外合作

 一、国内合作机制

从国内合作来看,重点国家均成立了跨部门的小组作为国家抗微生物耐药治理的牵头机构,同时协调和监督各部门之间的治理活动。美国白宫于2014年9月颁布了奥巴马行政命令13676,要求建立国家抗微生物耐药工作队,主要负责监督行政指令,监督和指导抗微生物耐药国家行动计划。该工作队由国防部、农业部以及卫生和公共服务部牵头,联合国务院、法律部、退伍军人事务部、国土安全部等多个部门组建。其中,卫生和公共服务部参与美国抗微生物耐药治理行动计划的全过程,农业部与卫生和公共服务部下属的食品药品监督管理局主要负责监管行动计划中动物和农业方面的行动,国防部则主要负责抗微生物耐药监测与研究、与海外合作伙伴建立长期合作关系。

英国政府为更好地引领、协调公私部门抗微生物耐药治理方面的合作,同时促进抗微生物耐药治理创新,成立了高级别指导小组(High Level Steering Group,HLSG)。该小组由英国卫生和社会保障部,环境、食品和农村事务部,公共卫生部领导,联合商业创新和技能部、自治政府、国家卫生与临床优化研究所等多部门共同建立。HLSG的职责包括:制订抗微生物耐药治理工作计划、制订详细的成果指标、每年发布进展报告等,其中卫生和社会保障部全权负责和代表英国政府确保抗微生物耐药计划的履行,环境、食品和农村事务部全面负责协调英国抗微生物耐药治理计划动物健康方面的跨部门活动,公共卫生部与自治政府的公共卫生和健康保护部门则全面负责协调英国抗微生物耐药计划人类健康方面的跨部门活动。

瑞士政府意识到了抗微生物耐药治理中跨学科、跨部门的国内与国际合作的重要性,需要使用技术和战略协同来优化抗微生物耐药治理。因此,瑞士联邦公共卫生局、联邦食品安全与兽医局、联邦农业局以及联邦环境局牵头,联合土壤监测网络、治疗产品署、医学实验室质量保证委员会等多部门建立了跨部门协调机构,在监测、预防、合理用药、耐药性控制、科研与开发、合作、信息与教育以及改善总体情况这八大目标下开展治理工作。

南非卫生部发布的抗微生物耐药治理行动计划的第一个目标即在国家、省和医疗卫生机构各层面建立抗微生物耐药治理和监督机构,协调和实施综合支持服务活动。因此,南非设立了部长级咨询委员会(MAC-AMR)来负责国家最高层面的监督和指导。该咨询委员会由卫生部、农林渔业部、环境事务部、科技部、财政部、工商部、基础教育部和高等教育部牵头,联合省级抗微生物药物管理委员会(PAMSC)、区域抗微生物药物管理委员会(DAMSC)、医院抗微生物药物管理委员会(HAMSC)、卫生标准制定委员会等多部门构建。南非的抗微生物耐药治理分为四个层面,其中国家层面由 MAC-AMR 主导,省级、地区和医疗卫生机构层面则分别由 PAMSC、DAMSC、HAMSC 联合其他相关部门负责,监督、协调抗微生物药物管理相关活动,并定期向 MAC-AMR 提交进展报告。

印度建立了跨部门协调委员会(ICC-AMR)、技术咨询小组(TAG-AMR)和抗微生物耐药核心工作组(CWG-AMR)。三个机构均由卫生和家庭福利部门牵头,联合印度医学研究理事会、卫生研究部、中央药品标准控制组织等多个部门构建。ICC-AMR 负责审查和修订 TAG-AMR 的职权范围、确保卫生系统和其他部门的协调、批准抗微生物耐药治理国家行动计划以及监督抗微生物耐药治理的进展情况,TAG-AMR 负责向 CWG-AMR 提供技术建议、为印度抗微生物耐药治理的现有举措与新举措提供技术指导,监督、审查和修订抗微生物耐药治理全国行动计划草案。CWG-AMR 负责牵头制订抗微生物耐药治理全国行动计划,确保定期收集数据和分享信息,撰写和发布国家抗微生物耐药报告以及促进、监督并评估抗微生物耐药国家行动计划的总体实施情况。

详细内容见表 2-5。

◆ 二、国际合作机制

从国际合作来看,美国主要围绕监测、研究和开发、预防和控制三个方面与世卫组织、世界粮农组织、世界动物卫生组织、欧盟等国际组织开展合作,同时也为中低收入国家或发展中国家提供技术援助,帮助他们制订抗微生物耐药国家治理行动计划,提高他们的抗微生物耐药监测与应对能力。

英国则优先与国际组织或其他国家合作设立国际资助基金项目,资助抗微生物耐药治理与相关研究。瑞士、南非与印度在抗微生物耐药治理方面也开展了各自的国际合作:瑞士重点强调与欧盟、欧洲国家合作优化抗微生物耐药监测;南非与世卫组织、亚太经合组织、英国等合作,优先促进抗微生物耐药科学研究与新产品开发;印度则侧重通过签署协议、举办研讨会等方式与瑞典、挪威、日本等建立战略合作关系。

具体国际合作实践简介如下。

美国主要与世卫组织、世界粮农组织、世界动物卫生组织、欧盟进行抗微生物耐药治理方面的合作。通过 6 种主要形式:①参与世卫组织主持的抗微生物耐药治理研发国际会议;②举办国际科学家关于药敏试验的研讨会;③在中国举办水产养殖中药物功效和安全性的研讨会;④与欧盟、加拿大等在卢森堡举行抗微生物耐药专题会议;⑤参与将抗微生物耐药治理确定为优先事项和药品管制的专题电话会议;⑥举办生物制品培训和推广论坛等。

表2-5 各重点国家抗微生物耐药治理跨部门合作机制

国家	合作背景及目标	合作形式		合作内容
		牵头部门	辅助部门	
美国	2014年9月18日白宫颁布奥巴马行政命令13676（Executive Order 13676），要求建立国家抗微生物耐药督工作队，主要负责监督行政命令、监督和指导抗微生物耐药国家行动计划	国防部、农业部、卫生和公共服务部	国务院、法律部、退伍军人事务部、国土安全部等多个部门组建。其中，卫生和公共服务部参与全国抗微生物耐药治理行动计划的全过程，农业部与卫生和公共服务部下属的食品药品监督管理局主要负责治理行动计划中动物和农业方面的治理，国防部则主要负责抗微生物耐药监测与研究，与海外合作伙伴建立长期合作关系	国家抗微生物耐药工作队在实施抗微生物耐药国家行动计划的过程中，国防部、农业部、卫生和公共服务部起主导作用： （1）卫生和公共服务部贯穿行动计划的整个过程，其下属的疾病预防与控制中心、医疗保险和医疗补助服务中心、医疗卫生保健研究和质量机构、食品药品监督管理局和美国国家卫生研究院为其主要的五个行动机构； （2）农业部和卫生和公共服务部下属的食品药品监督管理局主要负责抗微生物耐药治理计划中动物和农业方面的行动，并且通过研究建立了长期合作伙伴关系； （3）国防部主要负责抗菌药物监测与研究，与海外的医疗和研究机构、遍布全球的合作伙伴建立了长期合作关系

国家	合作背景及目标	合作形式		合作内容
		牵头部门	辅助部门	
英国	为更好地引领、协调公共微生物部门与私人部门在抗微生物耐药治理方面的合作。同时促进治理创新，英国政府要求建立跨部门的高级指导小组（High Level Steering Group, HLSG）	英国卫生与社会保障部、环境、食品和农村事务部、公共卫生部共同领头，其中卫生部牵头实施这一跨部门的综合性战略	商业创新和技能部、自治政府、国家卫生与临床优化研究所、药品和健康产品管理局等	HLSG将在确保不同系统之间协同工作方面发挥关键作用，其职责如下： （1）与关键合作伙伴协商，制订工作计划，重点关注各领域和各机构应采取的行动； （2）制订详细的成果指标，用于评估行动措施对健康改进的影响； （3）从2014年开始，每年11月发布年度进展报告，产出和成果。 微生物耐药计划下，不同部门的具体职责如下： （1）卫生与社会保障部将全权负责英国政府确保抗微生物耐药计划的履行； （2）环境、食品和农村事务部将全面负责英国的跨部门活动； （3）公共卫生部与自治政府的公共卫生部门和健康保护组织合作，将全面负责协调英国抗微生物耐药计划方面的人类健康方面的跨部门活动

抗微生物耐药全球治理模式及中国启示

国家	合作背景及目标	合作形式		合作内容
		牵头部门	辅助部门	
瑞士	抗微生物耐药治理中跨学科、跨部门的国内、国际合作至关重要，因此需要使用技术和战略上的协同来优化抗微生物耐药治理	瑞士联邦公共卫生局、联邦食品安全与兽医局、联邦农业局、联邦环境局	各州政府、社区、医疗机构、大学/应用科学大学、土壤监测网络、治疗产品署、医学实验室质量保证委员会、学术团体、实验室、健康保险基金会、专业协会、动物保健服务部、培训教育机构、公司、专家、消费者协会、苏黎世大学食品安全研究所、农业协会、媒体	跨部门协调机构的具体合作领域如下： (1) 监测； (2) 预防； (3) 合理用药； (4) 耐药性控制； (5) 科研与开发； (6) 合作； (7) 信息与教育； (8) 改善总体状况

国家	合作背景及目标	合作形式		合作内容
		牵头部门	辅助部门	
南非	南非卫生部发布抗微生物耐药治理行动计划的第一个目标即在国家、省和医疗卫生机构各层面建立抗微生物耐药治理和监督和实施综合支持服务活动。因此，南非设立部长级咨询委员会(Ministerial Advisory Committee on AMR, MAC-AMR)来负责国家最高层面的监督和指导	卫生部、农林渔业部、环境事务部、科技部、财政部、工商部、基础教育部和高等教育部	省级抗微生物药物管理委员会(PAMSC)、区域抗微生物药物管理委员会(DAMSC)、医院抗微生物药物管理委员会(HAMSC)、卫生标准准制定委员会、省感染预防委员会、质量委员会、地区临床专家小组等	抗微生物耐药治理分以下4个层面。 (1)国家层面：MAC-AMR进行抗微生物耐药最高级的指导与监督。 (2)省级层面：通过设立由传染病专家、临床医师、微生物学家、药学服务代表、省护士长、药品和医疗用品采购主管、环境事务代表组成的PAMSC，联合省级兽医服务主任、省级抗微生物耐药治理质量委员会、地区临床专家小组等为省级抗微生物耐药治理省感染预防委员会、省部长以及MAC-AMR提供半年度进度报告。 (3)地区层面：通过设立由当地家庭医生、医药服务经理、质量管理的经理、社区全科医生、社区主管组成的DAMSC，进行区域性的全面抗微生物药物管理，并定期向MAC-AMR以及PAMSC提供半年度进度报告。 (4)医疗卫生机构层面：设立由院长、高级医师、护士长、微生物学家组成的HAMSC，联合实验室监测、感染防控执业医师、药学服务负责人等，为机构内的抗微生物药物管理活动提供监督和协调，并定期向PAMSC提供半年度进度报告。 每一层级的委员会都建立了固定的沟通和报告的路线，并且明确委员会的构成、职责以及参与的活动等

続表

国家	合作背景及目标	合作形式		合作内容
		牵头部门	辅助部门	
印度	印度政府认识到有效的微生物耐药治理活动至关重要,为有效和全面地处理有关问题以及制订和实施有关国家行动计划,印度政府建立了国家跨部门协调委员会(ICC-AMR)、技术咨询小组(TAG-AMR)和 AMR 核心工作组(CWG-AMR)	卫生和家庭福利部门	(1) ICC-AMR:印度医学研究理事会、生物技术部、环境部、林业部、环境变化部、财政部等。 (2) TAG-AMR:卫生研究部、印度药品管理局、畜牧业部等。 (3) CWG-AMR:药品质控、重症监护等部门及世卫组织、国家疾病预防控制中心的专家等	(1) ICC-AMR:①审查和修订 TAG-AMR 的职权范围;②确保卫生系统和其他部门门的协调,促进和协调现有和新的举措、促进卫生系统和外部机构和组织就 AMR 相关活动开展合作;③批准抗微生物耐药治理国家行动计划,并确保充分的后勤和资源调动以弥补任何资金缺口;④监督抗微生物耐药治理的进展情况,并确保计划的制订和实施。 (2) TAG-AMR:①向 CWG-AMR 提供技术建议、审查和修订 CWG-AMR 的职权范围;②为印度抗击微生物耐药的现有和新举措提供技术指导草案;③审查和修订抗 AMR 治理国家行动计划草案。 (3) CWG-AMR:①确定与抗微生物耐药相关活动的利益相关者、牵头制订抗微生物耐药治理国家行动计划、并由所有关键利益相关方参与;②加强监测数据收集和分享信息、协调建立/加强监测系统;③确保定期收集和公布国家抗微生物耐药国家药报告;④促进实施以及监测/评估抗微生物耐药治理国家行动计划的总体情况。 特别说明:此 TAG-AMR 和 CWG-AMR 只针对卫生部门,其他农业、畜牧业等部门应仿照卫生部门设立辅助部门。

合作的内容涉及抗微生物耐药监测、研发和防控。

监测主要涉及：①监测动物和人类食源性病原体的耐药性；②与合作伙伴建立重要事件的国际沟通机制；③为制定抗微生物耐药监测的国际统一标准提供支持。

研发主要涉及：①确定抗微生物耐药的优先地位；②向不发达国家和发展中国家提供技术援助；③建立伙伴关系鼓励开发新疗法。

防控主要涉及：①支持其他国家抗微生物耐药国家计划的制订与实施；②提高抗微生物药物的质量、安全性和有效性；③协调兽医产品的国际数据上报要求和风险评估准则。

英国主要与世卫组织、联合国粮农组织、世界动物卫生组织、G20、G7、美国、中国、印度及其他中低收入国家进行广泛的国际合作。合作形式包括基金资助，参与全球论坛和举办会议三种形式。具体合作实践如下。

2016 年，英国为联合国抗微生物耐药高级会议（High Level Meeting，HLM）提供支持。各国领导人于 2016 年 9 月 21 日召开会议，采纳了联合国关于抗微生物耐药的声明。该声明得到了 193 个国家的同意，为全球行动计划（Global Action Plan，GAP）的实施提供了新的政治动力。

2014 年英国设立经度奖（Longitude Prize），奖金 1000 万英镑，旨在资助诊断工具的研究开发项目。2016 年，在审查了 70 多份资助申请之后，英国皇家学会（Royal Society）在 11 月将经度奖授予了 12 个分别来自印度、英国和美国的研究团队。

英国承诺在 5 年内投入 5000 万英镑设立全球抗微生物耐药创新基金。该基金旨在增加投资以促进抗微生物耐药的全球研究，造福中低收入国家。2016 年 12 月，英国与中国签署了一项新的抗微生物耐药创新合作协议，旨在资助两国研究机构、高等教育机构、公司和企业共同开展研究和创新项目。中国政府承诺将为英国政府提供 1000 万英镑的配套资金。专家顾问委员会（Expert Advisory Board）就如何最好地利用这笔资金向英国政府提出了建议。这项工作也得到了英国科学与创新网络（Science and Innovation Network）的支持。

此外，英国在 G20 和 G7 峰会讨论中，积极参与"抗微生物耐药对公共健康、发展和全球经济稳定构成严重威胁"相关课题。在保证现有抗微生物药物的有效性，改善可及性，加强监测，并考虑促进研发的潜在激励措施等方面提供了思路。

瑞士主要希望通过学习其他抗微生物耐药治理的优秀经验来提升自己的治理能力。其通过与荷兰、挪威、世卫组织、欧盟等国际和欧洲组织、中亚和欧洲抗微生物药物耐药性监测网络（CAESAR）的合作。依托国家访问，参与国际会议，加入行动倡议，发布耐药数据，撰写耐药报告等方式加强国际合作。

2016年和2017年,瑞士代表团分别前往荷兰和瑞士,组织学习抗微生物耐药治理知识与经验。对其他国家的战略进行评估,借鉴其中与瑞士抗微生物耐药治理相关的部分进行修改并调整,经过双边沟通之后在瑞士本土进行实践。此外,瑞士会定期参加国际会议,也会尽可能地参加欧盟的工作组,积极响应世卫组织的全球行动计划、跨大西洋抗生素耐药性专题小组(TATFAR)与抗微生物耐药联合倡议组织(JPIAMR)。瑞士还积极参与世卫组织和CAESAR的抗微生物耐药监测行动,发布瑞士的抗微生物耐药数据。并为欧盟撰写了关于人畜共患病的发生和流行、人畜共患病病因和抗微生物耐药的年度报告。该报告会发送给欧洲食品安全局(European Food Safety Authority,EFSA)用于分析并指导下一步治理行动。

南非主要通过G20,以及和英国、印度、瑞典合作来参与国际抗微生物耐药治理工作。主要通过参与会议,举办地区会议,签署谅解备忘录,建立合作伙伴关系等形式。具体内容包括:南非在G20峰会期间,呼吁创立一个新的国际研发合作中心,为现有或新的抗微生物药物基础与临床研究,新药研发项目扩大影响,同时邀请所有有关国家和合作伙伴响应该呼吁。南非通过和英国卫生部门共同举办全球抗微生物耐药监测系统区域会议,与英国讨论抗微生物耐药监测方面的合作。并且在英国牛顿基金的资助下,其医学研究委员会与英国医学研究委员会合作开展研究。南非与印度通过签署谅解备忘录加强与印度在抗微生物耐药领域的合作。此外,南非还参与动物卫生的监测合作项目,通过南非研究基金会和瑞典研究委员会共同资助,两国目标通过发展和建立国际伙伴关系来加强瑞典和南非的研究和高等教育。2007年,南非国家研究基金联合瑞典进行监测合作项目,监测和上报了南非9个省份家畜细菌耐药率的实验室结果。

印度主要与瑞典、挪威、美国、英国、日本和世卫组织合作,通过签署宣言与备忘录、举办会议、合作研究等方式进行国际合作,参与全球抗微生物耐药治理工作。

2009年2月印度与瑞典在卫生领域签署了备忘录(Memorandum of Understanding,MOU),内容包括传染病和抗微生物耐药等领域。于2010年2月2日在印度-瑞典健康周年庆典中举办了抗微生物耐药专题研讨会。2011年,印度的卫生部部长与东南亚地区的卫生部部长一起签署了《Jaipur抗微生物耐药性宣言》,阐述了印度在抗微生物耐药治理方面的承诺。2014年10月印度医学研究委员会(ICMR)和挪威研究委员会(RCN)签署备忘录,鼓励在共同感兴趣的健康领域进行研究,包括人类疫苗、传染病和抗微生物耐药。该协议通过联合资助研究提案/项目,促进领域内的直接合作。2015年6月25日,印度政府和美国国家过敏和传染病研究所(NIAID)签署了抗微生物耐药治理合作意向书。这项合作将着重运用系统生物学方法了解耐药性传播的动力学过程,加深对耐药机制的了解,促进开发改进的治疗方法和快速、准确、易于使用的诊断工具。印度同时正在寻求和美国疾控中心合作,实施适当的感染控制程序,加强抗微生物药物管理工作,加强对医院感染的常规医院监测。2016 年2 月,印度政府和世卫组织联合组织了关于抗微生物耐药治理的国际会议——"抗击微生物耐药:公共卫生挑战和优先事项"。同年 12 月,印度与世卫组织在新德里举办了抗微生物耐药国家行动计划制订研讨会。2017 年 7 月,印度参与世卫组织全球抗微生物药物耐药性监测系统(GLASS)。

第五节　重点国家抗微生物耐药治理效果

重点国家对本国人和动物的抗微生物耐药情况以及抗微生物药物的使用情况进行网络监测,根据不同国家的不同监测重点,监测的耐药菌包括沙门氏菌、弯曲杆菌、金黄色葡萄球菌等。以下从各国家抗微生物耐药和抗微生物药物使用监测情况描述其抗微生物耐药治理效果。

◆　一、美国

(一) 人类抗微生物耐药监测结果变化

2015 年,76％的人类沙门氏菌在任何药敏试验中均未显示耐药性。沙门氏菌对头孢曲松的耐药率在 2003 年达到 4.4％,在 2015 年降至 3％。2015 年在美国国家抗微生物耐药监测系统监测的所有非人类来源的沙门氏菌分离株中,环丙沙星耐药性并不常见。

自弯曲杆菌纳入国家抗微生物耐药监测系统以来,分离自人类的空肠弯曲杆菌菌株对红霉素的耐药率低于 4％,到 2015 年,其耐药率均低于 3％。

(二) 动物抗微生物耐药监测结果变化

在 2015 年的零售鸡肉检测中,沙门氏菌的耐药率继续下降到 14 年来的最低水平(6.1％);在食品药品监督管理局有针对性地禁止使用头孢菌素后,沙门氏菌对头孢曲松耐药率的下降,表明这种干预可能对某些细菌产生了预期的影响。

零售鸡肉样品中耐药弯曲杆菌的检出率也在稳步下降,从 2004 年的峰值60％下降到 2015 年的 24％。

与沙门氏菌和弯曲杆菌一样,零售鸡肉中耐药大肠杆菌的检出率自 2007

年以来有所下降。从零售鸡肉中分离出的大肠杆菌对头孢曲松的耐药率从2011年的13‰下降到2015年的6％。[①]

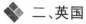
二、英国

(一) 人类抗微生物耐药监测结果变化

数据显示,在2013年—2015年之间,每种抗微生物药物耐药的菌株的分离率基本稳定。然而,随着血流感染发生率持续增加,耐药菌感染的实际患者数量有所增加。

英国减少革兰氏阴性血流感染的目标是首先重点关注并治疗大肠杆菌血流感染。表2-6所示为大肠杆菌耐药性。

表2-6　大肠杆菌耐药性[②]

细菌	抗微生物药物类别		耐药率(%)		
			基线2013年	2014年	2015年
大肠杆菌	头孢菌素	头孢噻肟和/或头孢他啶	10	11	11
	氟喹诺酮	环丙沙星	18	19	19

(二) 动物抗微生物耐药监测结果变化

监测数据显示,法定计划中检测出的耐药株所占比例较低,对第三代头孢菌素(头孢噻肟和头孢他啶)没有耐药性,对环丙沙星的耐药率为1％。此外,动物屠宰加工过程数据显示,大肠杆菌对第三代和第四代头孢菌素的耐药率较高。不过,食品标准局(FSA)在零售部门进行的类似检测表明,肉类中这些耐药细菌的水平较低,说明屠宰和加工过程中的交叉污染得到了控制,耐药细菌在食品中的传播得到了遏制。

2015年,作为临床监测计划的一部分,英国检测了来自牛、羊、猪、鸡和火鸡的1594株沙门氏菌分离株。英格兰和威尔士主要动物的监测结果显示,沙门氏菌对高级抗微生物药物的耐药率较低,也较为稳定。表2-7所示为耐药沙门氏菌分离率。

① Centers for Disease Control and Prevention. NARMS 2015 integrated report. Atlanta：Centers for Disease Control and Prevention,2015.

② Guy R,Geoghegan L,Heginbothom M,et al. Non-susceptibility of Escherichia coli,Klebsiella spp. ,Pseudomonas spp. ,Streptococcus pneumoniae and Staphylococcus aureus in the UK：Temporal trends in England,Northern Ireland,Scotland and Wales. Journal of Antimicrobial Chemotherapy,2016,71(6)：1564—1569.

表 2-7　耐药沙门氏菌分离率

抗微生物药物类别	耐药率(%)		
	2013 年($n = 1879$)	2014 年($n = 1358$)	2015 年($n = 1594$)
氟喹诺酮	1.50	1.40	1.30
第三、四代头孢菌素	0.10	0.00	0.10

（三）人类抗微生物药物使用变化

表 2-8 显示,在抗微生物耐药国家战略实施后,尽管英国每千人口的抗微生物药物使用量在 2014 年有所上升,但 2013—2015 年总使用量是下降的。

表 2-8　抗微生物药物总使用量(DDD)

指标	2013 年*	2014 年*	2015 年*	2013—2015 年
住院患者	2.39	2.57	2.52	5.4%
社区	20.90	21.08	20.31	−2.8%
合计	23.29	23.65	22.83	−2.0%

注:来源于英国提交给 ESAC-net 的数据,* 包括医院门诊患者以确保与 OECD 国家的可比性。

表 2-9 显示,2014—2015 年间,总共减少了 3117478 次抗微生物药物处方,人均抗微生物药物处方数量下降了 6.4%。

表 2-9　抗微生物药物总处方量和总人口数

指标	2013 年	2014 年	2015 年	2013—2015 年
英国人口(人)	64105600	64596700	65110000	1.6%
总抗微生物药物处方量(次)	50108946	50372884	47255406	−5.7%
人均抗微生物药物处方(次)	0.78	0.78	0.73	−6.4%

（四）动物抗微生物药物使用变化

2014—2015 年间,动物抗微生物药物使用量减少 10%,离实现 2018 年兽用抗微生物药物总使用量减少 20% 的目标更近了一步。兽用高级抗微生物药物(highest priority critically important antibiotics,HPCIAs)使用量占比依然很低,仅占 2015 年所有兽用抗微生物药物使用量的 1%,与 2014 年相比几乎没有变化。VARSS 2015 年的数据显示,英国人口调整单位(Population Correction Unit,PCU)的兽用抗微生物药物使用量从 2013 年的 62 mg/PCU 降至 2015 年的 57 mg/PCU,降低了 8%。[①]

---

① Department of Health. UK 5 year antimicrobial resistance (AMR) strategy 2013—2018 annual progress report,2016. London:Department of Health,2017.

三、瑞士

(一) 人类抗微生物耐药监测变化

自 2004 年以来,在革兰氏阳性菌和革兰氏阴性菌中观察到不同的趋势。耐甲氧西林金黄色葡萄球菌(MRSA)的检出率显著下降,主要集中在瑞士西部地区。肠球菌对万古霉素的耐药性较低,并且在过去 10 年中保持稳定。相反,大肠埃希氏菌和肺炎克雷伯菌对氟喹诺酮的耐药率和第三代头孢菌素的耐药率稳定上升。不过,肺炎克雷伯菌的耐药率自 2013 年以来没有进一步上升。

(二) 动物抗微生物耐药监测变化

肉鸡中空肠弯曲菌对环丙沙星的耐药率在过去几年显著上升,从 2006 年的 15% 上升至 2014 年的 46%。相反,空肠弯曲菌对红霉素的耐药性很少出现。在育猪中,大肠杆菌对链霉素的耐药率在 2006 年到 2012 年间有所下降,但在之后三年显著上升,2015 年达到 86.5%。此外,大肠杆菌对四环素和环丙沙星的耐药率在过去几年显著上升,分别达到了 63.5% 和 46.8%。

(三) 人类抗微生物药物使用变化

总体来说,2004—2015 年间,瑞士急诊医院抗微生物药物的使用量每 100 人病床工作日上升至 62.9 DDDs,增加了 36%,而每 100 例住院患者的抗微生物药物使用量相对稳定。在门诊照护中,最常用的一类抗微生物药物是青霉素类,其次是氟喹诺酮类和大环内酯类,林可酰胺类和链霉素类。

(四) 动物抗微生物药物使用变化

2015 年抗微生物药物销售量持续下滑。各类抗微生物药物的销售排名保持不变:磺胺类药物的销售量排在第一位,其次是青霉素类和四环素类。这三类抗微生物药物的销售量占总销售量(24 吨)的 60% 左右。[①]

四、南非

(一) 抗微生物耐药监测变化

自肺炎链球菌疫苗(PCV-7)被纳入南非计划免疫扩大方案以来,2016 年上报的侵袭性肺炎球菌病发病率相较于 2009 年的发病率有显著下降,从 5 岁以下儿童分离的肺炎链球菌的比例已从 76% 下降到 58%。与 2015 年相比,2016 年从脑脊液中分离出的 a、c、d、e 和 f 型流感嗜血杆菌较少,并且从 2010

---

① Federal Office of Public Health, Federal Food Safety and Veterinary Office. Usage of antibiotic resistance and occurrence of antibiotic resistance in bacteria from humans and animals in Switzerland. Bern: The Federal Council of Switzerland, 2016.

年到 2016 年,1 岁以下儿童的流感嗜血杆菌感染发病率总体呈下降趋势。与 2015 年相比,2016 年 HIV 感染继发脑膜炎奈瑟菌病例数较少。隐球菌性脑膜炎或经培养证实的隐球菌病的流行病学特征在 2015 年至 2016 年基本保持不变。与 2015 年相比,2016 年 MRSA 菌血症所占比例显著下降,其比例从 2015 年的 32% 下降到 2016 年的 25%。[1]

◆ 五、印度

印度 2014—2015 年监测报告数据显示,从医院感染病例中分离出的最常见的革兰氏阴性杆菌是肺炎克雷伯菌,最常见的革兰氏阳性球菌是葡萄球菌。肺炎克雷伯菌的分离株对多黏菌素没有耐药性,仅 2.8% 的分离株对亚胺培南有耐药性。分离出的凝固酶阴性葡萄球菌大约有 46% 显示出甲氧西林耐药。2015—2016 年监测报告的数据显示,常见病原体对大多数抗微生物药物的耐药性较高,包括氟喹诺酮类、第三代头孢菌素类和碳青霉烯类。不过,病原体对高级抗微生物药物的耐药性较低,如金黄色葡萄球菌对万古霉素的耐药性、革兰氏阴性菌对多黏菌素的耐药性均较低。2016—2017 年监测报告显示,各抗微生物耐药网络实验室对 263 株样本/细菌分离物进行了药敏试验,结果一致性超过 90%。

印度 2017—2021 年抗微生物耐药行动计划显示,印度耐药性的出现不仅仅局限于老药和使用频率较高的抗微生物药物种类,对较新和更高级、昂贵的药物如碳青霉烯类的耐药性也快速上升。现有数据表明,在全国范围内,临床较为重要的若干种病原体中抗微生物耐药的发生率正在上升。2008 年,大约 29% 的金黄色葡萄球菌菌株对甲氧西林耐药,到 2014 年,该比例上升到了 47%。在印度七所城镇三级医疗机构进行的一项多中心研究表明,61% 的大肠杆菌能够产生 β-内酰胺酶,对 β-内酰胺酶类抗微生物药物具有耐药性。同时,该研究还表示,31.5% 的肺炎克雷伯菌对碳青霉烯耐药,65%、42% 的铜绿假单胞菌分别对头孢他啶、亚胺培南耐药。根据 15 家三级医疗机构的数据,印度抗微生物耐药监测网络(INSAR)报告 MRSA 患病率为 41%,并且对环丙沙星、庆大霉素、复方新诺明、红霉素和克林霉素的耐药率也较高。另一项研究显示,在大约 12% 的肠球菌分离株中,社区获得性 MRSA 的发生率约为 10%,并且对万古霉素的敏感性降低。新德里一家三级医疗机构伤寒沙门氏菌血培养分离株的药敏试验显示,萘啶酸的耐药率为 96.7%,环丙沙星耐药率为 37.9%,

---

[1] National Institute for Communicable Disease. GERMS-SA-AR-2016-FINAL. Pretoria: National Institute for Communicable Disease,2016.

阿奇霉素耐药率为 7.3%，多重耐药率为 3.4%。印度最近的一项研究表明，大多数 O 型霍乱弧菌分离株对常用抗微生物药物如氨苄西林、呋喃唑酮、环丙沙星和四环素具有耐药性。[①]

◆ 六、治理效果总结

（一）耐药性

1. 重点国家耐药性改进情况

大部分重点国家在 AMR 治理方面均取得了一定成效。目前美国 76% 的人类沙门氏菌在药敏试验中未显示出耐药性，其中，从 2003 年到 2015 年，沙门氏菌对头孢曲松的耐药率下降了 1.3%。同时，截至 2015 年，动物沙门氏菌对环丙沙星的耐药性已不常见。弯曲杆菌对红霉素的耐药率也下降了 1%，鸡肉中大肠杆菌检出率下降了 36%（2004—2015 年），零售鸡肉中耐头孢曲松大肠杆菌检出率下降了 7%（2011—2015 年）。在英国，动物沙门氏菌对氟喹诺酮类抗微生物药物的耐药率在 2013—2015 年间下降了 0.2%，对第三、四代头孢菌素的耐药率则保持在 0.1% 的低水平。在南非，肺炎链球菌在儿童中的分离率下降了 18%（2009—2016 年），1~4 岁儿童流感发病率总体上呈下降趋势（2010—2016 年）。与 2015 年相比，2016 年脑膜炎球菌病发生率下降了 5%，同时间段，MRSA 菌血症的病例比例也下降了 7%，而隐球菌的耐药性基本保持不变（见表 2-10）。

2. 重点国家耐药性恶化情况

然而，也存在部分国家细菌耐药性恶化的情况，如美国人类沙门氏菌耐多药率提高了 2.5%（2014—2015 年），同时间段环丙沙星耐药率提高了 3.3%。大肠杆菌对红霉素的耐药率增加了 3~5 倍（2011—2015 年），对环丙沙星的耐药率增长了 6%（2014—2015 年）；零售鸡肉中耐头孢曲松大肠杆菌检出率上升了 2%（2014—2015 年）。英国人类大肠杆菌对头孢菌素和氟喹诺酮类的耐药性率均上升了 1%（2013—2015 年）。在瑞士，人类大肠杆菌和肺炎克雷伯菌对氟喹诺酮类药物耐药性稳定增加，动物空肠弯曲菌对环丙沙星的耐药率 8 年间更是上升了 31%（2006—2014 年）。印度人群中金黄色葡萄球菌的流行率在 2008—2014 年间也增加了 18%（见表 2-11）。

---

① Indian Council for Medical Research. Annual report 2015—2016. New Delhi：Indian Council for Medical Research，2016.

表 2-10 各重点国家耐药性改进情况

国家	细菌	人类/动物	耐药性		
			基线	进展	改变
美国	沙门氏菌	人类	头孢曲松耐药率（4.4%，2003年）	76%人类沙门氏菌对任何抗微生物药物无耐药性；头孢曲松耐药率（3%，2015年）	76%人类沙门氏菌对任何抗微生物药物无耐药性；头孢曲松耐药率（－1.3%，2003—2015年）
	沙门氏菌	动物	—	鸡肉检出率（6.1%，2015年）	环丙沙星耐药率（2015年不常见）；头孢曲松耐药率（下降，2012年以来）
	弯曲杆菌	人类	低于4%，2012年	红霉素耐药率（低于3%，2015年）	红霉素耐药率（－1%，2012—2015年）
	弯曲杆菌	动物	鸡肉检出率（60%，2004年）	鸡肉检出率（24%，2015年）	鸡肉检出率（－36%，2004—2015年）
	大肠杆菌	动物	零售鸡肉中耐头孢曲松大肠杆菌检出率（13%，2011年）	6%，2015年	零售鸡肉中耐头孢曲松大肠杆菌检出率（－7%，2011—2015年）
英国	沙门氏菌	动物	分离株比例：氟喹诺酮耐药率（1.5%，2013年）；第三、四代头孢菌素耐药率（0.1%，2013年）	分离株比例：氟喹诺酮耐药率（1.3%，2015年）；第三、四代头孢菌素耐药率（0.1%，2015年）	分离株比例：氟喹诺酮耐药率（－0.2%，2013—2015年）；第三、四代头孢菌素耐药率（0.0%，2013—2015年）
瑞士	金黄色葡萄球菌	人类	—	—	显著下降（2004—2015年）

续表

国家	细菌	人类/动物	耐药性		
			基线	进展	改变
南非	肺炎链球菌	人类	儿童中分离率(76%,2009年)	儿童中分离率(58%,2016年)	儿童中分离率(-18%,2009—2016年)
	流感嗜血杆菌	人类	—	—	1~4岁儿童流感发病率总体上呈下降趋势(2010—2016年)
	脑膜炎奈瑟菌	人类	脑膜炎球菌病发生率(28%,2015年)	脑膜炎球菌病发生率(23%,2016年)	脑膜炎球菌病发生率(-5%,2015—2016年)
	隐球菌	人类	2015年	2016年,基本保持不变	基本保持不变
	金黄色葡萄球菌	人类	病例比例(32%,2015年)	病例比例(25%,2016年)	病例比例(-7%,2015—2016年)

表2-11　各重点国家耐药性恶化情况

国家	细菌	人类/动物	耐药性		
			基线	进展	改变
美国	沙门氏菌	人类	耐多药率(9.5%,2014年);环丙沙星耐药率(2.7%,2011年)	耐多药率(12%,2015年);环丙沙星耐药率(6%,2015年)	耐多药率(2.5%,2014—2015年);环丙沙星耐药率(3.3%,2014—2015年)
	大肠杆菌	人类、动物	—	—	对红霉素的耐药率增加了3～5倍(2011—2015年)
	大肠杆菌	人类	环丙沙星耐药率(34%,2014年)	环丙沙星耐药率(40%,2015年)	环丙沙星耐药率(6%,2014—2015年)
	大肠杆菌	动物	零售鸡肉中耐头孢曲松大肠杆菌检出率(4%,2014年)	零售鸡肉中耐头孢曲松大肠杆菌检出率(6%,2015年)	零售鸡肉中耐头孢曲松大肠杆菌检出率(2%,2014—2015年)
英国	大肠杆菌	人类	头孢菌素耐药率(10%,2013年);氟喹诺酮耐药率(18%,2013年)	头孢菌素耐药率(11%,2015年);氟喹诺酮耐药率(19%,2015年)	头孢菌素耐药率(1%,2013—2015年);氟喹诺酮耐药率(1%,2013—2015年)
瑞士	大肠杆菌	人类	—	—	喹诺酮类耐药稳定增加
	肺炎克雷伯菌	人类	—	—	喹诺酮类耐药稳定增加
	空肠弯曲菌	动物	环丙沙星耐药率(15%,2006年)	环丙沙星耐药率(46%,2014年)	环丙沙星耐药率(31%,2006—2014年)
印度	金黄色葡萄球菌	人类	29%,2008年	47%,2014年	18%(2008—2014年)

第六节　重点国家抗微生物耐药治理模式小结

（一）战略规划

各重点国家主要从通过有效的沟通、教育和培训手段提高对 AMR 的认识和理解，通过监测和研究强化知识和证据基础，感染预防与控制，优化人类和动物卫生工作中抗微生物药物的使用以及增加对新药、诊断工具、疫苗和其他干预措施的可持续投资几个方面制订了一系列行动计划，并实施了相应的行动。

（二）实践情况

总体来看，发达国家尤其是英美两国 AMR 治理计划与实施中的行动多于发展中国家，在增加对新药、诊断工具、疫苗和其他干预措施的可持续投资方面尤为突出。

（三）未来计划

从重点国家的下一步行动来看，英美两发达国家均将促进基础研究与新药、新产品或工具的开发，加强国际合作作为重点，而发展中国家则侧重于提供专业教育培训、开发人力资源以及开展宣传以提高公众的 AMR 意识。这说明发达国家具备较先进的科学技术，更倾向通过新药或其他新产品、工具的开发来治理 AMR 问题，而发展中国家的公众和相关专业人员可能均对 AMR 问题及治理缺乏足够的认识，因此需要采取这两方面的措施来补充相关知识、提高认识。

（四）国内外合作

从合作机制方面看，各重点国家均有通过一个或几个部门牵头、多个部门跨领域合作的模式来治理 AMR 问题，这些治理模式可供中国借鉴参考。在国际合作上，发展中国家积极寻求与其他国家以及国际组织的合作，发达国家则在寻求国际合作的同时也会承担 AMR 全球治理中的责任，对发展中国家或中低收入国家提供相关技术援助。

（五）治理效果

从治理结果看，近几年几个重点国家在耐药性和抗微生物药物使用情况方面均有所改善，说明 AMR 治理对于减少抗微生物药物滥用、遏制耐药性的产生具有重要贡献。同时，恶化情况也同样存在，应继续加强 AMR 治理，采取有效应对措施。

第三章

中国抗微生物耐药治理模式与多双边合作

作为全球最大抗微生物药物消费国以及最大新兴经济体,中国是抗微生物耐药问题健康损失及经济损失的主要受害国之一。[①] 中国全国细菌耐药监测网显示,我国微生物耐药问题严重,增长速率居世界第一,[②]我国每年因抗微生物药物滥用导致医疗费用增长约 800 亿元。同样,作为崛起中的大国,中国已成为参与全球健康治理和应对全球性健康挑战的主要国家之一,且一直是全球健康积极的倡导者和坚定的实践者,在双边、多边及地区和全球层面,已成为全球健康的重要国家行动体,承担着越来越多的大国责任,并取得了显著的成就。[③]

尽管,我国政府高度重视抗微生物耐药问题,并于 2016 年联合 14 部委出台《遏制细菌耐药国家行动计划(2016—2020 年)》,旨在解决抗微生物耐药给我国带来的严峻健康及经济挑战。[④] 然而,如何构建适合中国国情和证据的国内抗微生物耐药治理模式,并积极促进参与全球抗微生物耐药治理工作,建立国际合作机制,减缓抗微生物耐药的发生,是我国亟待解决的问题。

基于以上背景,依托世卫组织(WHO)《抗微生物药物耐药性全球行动计划》的 5 个主要方面,综合 26 部委的主要工作(121 项文件),笔者系统地梳理了中国抗微生物耐药战略规划和已有实践;同时,对中国参与全球抗微生物耐药合作的现状和进展进行汇总,并从抗微生物耐药情况和抗微生物药物使用情况两个方面,评价中国抗微生物耐药治理效果。本章为下一章得出中国参与全球抗微生物耐药治理启示提供依据。

---

① O'Neill J. Antimicrobial resistance: Tackling a crisis for the health and wealth of nations. London:Review on Antimicrobial Resistance,2014.

② Li Y. China's misuse of antibiotics should be curbed. British Medical Journal,2014(348):1083.

③ 焦怡琳,杨曦,秦宇,等. 对中国全球健康战略的思考. 中国公共卫生管理,2015(2):127-130.

④ 遏制细菌耐药国家行动计划(2016—2020 年). 药物不良反应杂志,2016,18(5):398-400.

第一节　中国抗微生物耐药治理战略规划

我国在抗微生物耐药方面,主要出台的战略规划包括:《遏制细菌耐药国家行动计划(2016—2020年)》和《全国遏制动物源细菌耐药行动计划(2017—2020年)》。内容涉及世卫组织全球行动计划的五大方面:①促进公众对抗微生物耐药的认识和理解;②加强抗微生物耐药的监测和评估;③加强感染预防与控制;④优化抗微生物药物合理使用;⑤积极开发创新性解决抗微生物耐药的干预措施和手段。具体归纳如下。

一、促进公众对抗微生物耐药的认识和理解

在提升公众抗微生物耐药意识方面,我国将其融入普通中小学、大专院校、专业技术人员(医学、兽医)、医疗机构、大众媒体、新农村建设等各个方面,旨在通过全方位的宣传教育提高普通民众以及专业技术人员对于抗菌药物耐药问题的认识和理解。具体措施包括:

(1)充分利用传统媒体和新媒体广泛宣传抗菌药物合理应用的知识,提高公众对细菌耐药危机的认识。

(2)将合理应用抗菌药物与社会主义新农村建设和文化、科技、卫生"三下乡"等支农惠农活动相结合,在基层文化活动中增加抗菌药物内容,减少不必要抗菌药物的应用。

(3)开展中小学抗菌药物合理应用与细菌耐药科普教育和宣传的活动。

(4)医疗机构加强对患者合理应用抗菌药物的教育指导,纠正自我抗菌药物治疗的行为。

(5)定期开展抗菌药物合理应用宣传周,每年与世卫组织同步开展宣传活动。

(6)加强对医药专业学生、相关专业医务人员的培养。

(7)强化对兽医等从业人员的教育,将兽用抗菌药物使用规范纳入新型职业农民培育项目课程体系。

(8)鼓励有条件的大中专院校开设抗菌药物合理使用相关课程。

二、加强抗微生物耐药的监测和评估

制定系统完善的全国细菌耐药监测网是高质量治理的基础。在我国前期建立的全国细菌耐药监测网基础上,战略规划主要关注于扩大监测覆盖范围,将农业、畜牧业中相关的抗微生物耐药监测和抗菌药物使用纳入已有监测评估体系中,制订合理监测方案、建立四级监测体系、定期评估以及建设实验室等方

面。具体包括：

（1）完善全国抗菌药物临床应用监测网和全国细菌耐药监测网。

（2）建立应用监测体系。设立全国兽用抗菌药物应用监测中心和区域分中心。设立动物源细菌耐药监测中心。构建以国家实验室、区域实验室、省级实验室为主体，以大专院校、科研院所等的实验室为补充，分工明确、布局合理的动物源细菌耐药监测网。细化动物源细菌耐药监测工作。科学合理制订养殖领域细菌耐药监测方案，积极开展普遍监测、主动监测和目标监测。

（3）加强兽医与卫生领域合作。建立兽医与卫生领域抗菌药物合理应用和细菌耐药监测网络的联通机制。

（4）建立完善国家、省、市、县四级兽药残留监测体系，鼓励第三方检测力量参与，持续实施抗菌药物残留监控计划。

（5）建立养殖场废弃兽药回收和无害化处理制度，逐步实施兽用抗菌药物环境危害性评估工作。

（6）建立动物源细菌耐药监测标准体系，针对细菌分离和鉴定方法、最小抑菌浓度测定方法、药物耐药性判定等制定统一的检测标准，开展实验室能力比对。

（7）收集、鉴定、保藏各种表型及基因型耐药性菌种，建立菌种库和标本库，实现各级实验室标准化管理。

◆ 三、加强感染预防与控制

在感染预防与控制方面，战略规划中提出"改善医疗机构基础环境，加强医院感染管理"的内容，但未见在动物领域的相关计划。

◆ 四、优化抗微生物药物合理使用

在优化抗微生物药物合理使用方面，战略规划主要采取市场准入、制定指南，用药监管、风险评估以及示范建立等活动。具体包括：

（1）完善抗菌药物注册管理制度，加快兽用抗菌药物审评审批制度改革，推进兽用抗菌药物分类管理，鼓励研制新型动物专用抗菌药物。

（2）加强抗菌药物生产流通管理。

（3）规范抗菌药物临床应用管理和养殖用药，制定并发布《兽用抗菌药兽医临床使用指导原则》，开展兽用抗菌药物使用减量化示范创建活动，推广使用安全、高效、低残留的中兽药等兽用抗菌药物替代产品，从源头减少兽用抗菌药物使用量。

（4）加强兽用抗菌药物监督管理，加强饲料生产环节用药监管。组织实施药物饲料添加剂监测计划。

（5）加强抗菌药物环境污染防治。

（6）参照世卫组织、联合国粮农组织、国际食品法典委员会、世界动物卫生组织等国际组织有关标准，结合中国实际，开展促生长人兽共用抗菌药物风险评估，2020年前完成相关品种清理退出工作。开展促生长用动物专用抗菌药物风险评估，收集、分析和评价相关技术资料，有针对性地开展残留和耐药性监测，2020年前形成保留或退出的意见。对可能存在安全隐患的其他兽用抗菌药物开展风险评估，收集监测数据，分析技术资料，2020年前形成风险管控意见。

◆ 五、积极开发创新性解决抗微生物耐药的干预措施和手段

在积极开发创新性解决抗微生物耐药问题方面，我国重点关注对新药、诊断工具、疫苗和其他干预措施的可持续投资的支持，为创新性解决抗微生物耐药问题提供基础的资金和研究保障。具体措施包括：

（1）鼓励开展细菌耐药分子流行病学和耐药机制研究。

（2）支持新型抗感染药物、仪器设备和疫苗的研发、耐药菌感染诊断、治疗与控制研究。

（3）推进抗菌药物产业升级。完善医药产业政策，引导企业发展新型抗菌药物，支持抗菌药物新品种产业化。

（4）计划创立全国兽用抗菌药物科技创新联盟，发挥科研院所、龙头企业技术优势，创立全国兽用抗菌药物科技创新联盟，围绕动物专用抗菌药物、动物源细菌耐药性检测、中兽药等抗菌药物替代品种和养殖领域新型耐药性控制技术等领域，开展产品研发和关键技术创新。

（5）鼓励研发耐药菌高通量检测仪器设备、适合基层兽医实验室的微生物快速检测仪器设备。

第二节　中国抗微生物耐药治理实践情况

◆ 一、提高公众对抗微生物耐药的认识和理解

在提高公众抗微生物耐药意识方面，国家卫健委、医学专业论坛、医疗机构、高等院校、媒体以及医疗服务从业人员作为活动的承担者，在人类、农业与动物领域尝试进行公众、从业人员、在校学生的教育培训，并积极响应世卫组织开展的"世界提高抗微生物药物认识周"活动。具体实践活动包括：开展"提高抗微生物药物认识周"活动，抗微生物药物合理使用的宣教和认知调查，专家耐药细菌知识、合理用药健康教育核心信息解读以及农业部（2018年改为农业农

村部)加强兽用抗菌药物宣传教育和技术培训工作。具体活动如下。

（一）开展"提高抗微生物药物认识周"活动

为积极响应世卫组织号召，进一步落实《遏制细菌耐药国家行动计划（2016—2020年）》，提高全社会合理使用抗微生物药物的意识和水平。国家卫生健康委员会与世卫组织同步启动"提高抗微生物药物认识周"活动。2016年11月15日，卫计委（全称为国家卫生和计划生育委员会，2018年改为国家卫生健康委员会，简称卫健委）与北京大学第一医院承办"世界提高抗生素认识周"宣传活动，主题为"慎重对待抗生素"，旨在广泛宣传合理处方及使用抗微生物药物的理念。在卫计委领导下于2017年11月13—19日"世界提高抗微生物药物认识周"开展了宣传活动。活动主要通过各类媒体、举办现场宣传咨询活动、开展行业学术互动等，以宣传抗微生物药物基本知识，宣传政府部门管理措施及成效为内容，促进公众对抗微生物药物耐药问题的关注，进一步提高对抗微生物耐药的认识和理解。

（二）抗微生物药物合理使用的宣教和认知调查

南京医科大学公共卫生学院在2015—2016年间，在南京市民中随机抽样，进行抗微生物药物认知使用情况调查。受访者包括890名常住居民和957名外来务工人员，年龄跨度从18岁至70岁，涵盖不同学历层次和不同职业。

调查结果显示，近半数被调查者不知"耐药性"与"超级细菌"为何物。经深度访谈和进一步检测发现，仅有两成左右的市民基本了解抗微生物药物的基础知识与合理使用，因此提高公众对抗微生物药物不合理使用所造成的危害性的认知度是当前非常紧迫的任务，应该广泛开展宣传、教育和培训，特别是对医务人员、药店工作人员、广大儿童家长。同时应全面提高市民合理使用抗微生物药物的意识和能力，加强监管，必须凭处方使用抗微生物药物，加大对药店销售的检查和指导力度。[①]

（三）专家耐药细菌知识、合理用药健康教育核心信息解读

卫计委组织专家向公众解释耐药细菌的定义、威胁、预防及控制等知识。向公众介绍合理用药的概念是指安全、有效、经济地使用药物。优先使用基本药物是合理用药的重要措施，不合理用药会影响健康，甚至危及生命，其包括安全、有效、经济三个方面。积极利用"健康中国行——全民健康素养促进活动"、中央转移支付地方健康素养促进行动等品牌项目，通过开展健康巡讲、重点疾病和重点领域健康教育等活动，普及健康素养基本知识和技能，针对群众反映

① 新华社.健康提示：抗生素滥用易诱发多种疾病.[2020-05-29]. http://www.gov.cn/govweb/fwxx/jk/2011-12/05/content_2010684.htm.

强烈的突出公共卫生问题集中开展防治宣教。其中,2013年"健康中国行"活动的主题即为"合理用药",通过开展活动,广泛传播合理用药知识,加强公众对滥用抗菌药物危害、合理使用抗菌药物重要性的认识。2005年正式启用的12320卫生热线,主要为公众解答卫生、计生相关咨询,至2015年刚好运行10年,在全国30个省份开通。通过电话、微博、微信、手机短信等多种方式提供服务,对于满足公众疾病防治、合理用药等健康知识需求发挥了重要作用。①②③

(四)农业农村部加强兽用抗菌药物宣传教育和技术培训工作

农业农村部将兽用抗菌药物使用规范纳入新型职业农民培育项目课程体系。鼓励有条件的大中专院校开设抗菌药物合理使用相关课程。组织编印了《兽药安全用药知识500问》《兽用抗菌药安全使用知识问答》《兽药追溯知识问答》《兽药真伪识别和安全使用手册》等科普材料。各地兽医部门充分利用广播、电视等传统媒体和互联网、微博、微信等新媒体,宣传普及兽药的识假辨假常识、规范合理用药等相关政策法规和专业知识,提高养殖者法律意识、责任意识、质量意识,提高安全用药水平。稳步推进兽用抗菌药物科学使用宣传教育。启动了"科学使用兽用抗菌药物"百千万接力公益行动,充分利用传统媒体和新媒体,广泛宣传安全用药知识,一年内覆盖百个县域、千家养殖企业、万名养殖者,推动形成政府主导、企业参与、社会共治的良好局面。

据统计,2017年上半年各级兽医部门共印发宣传材料256.27万份,通过媒体宣传16121次,开展专项宣传活动1106次,培训2902次、培训人员10万人次。此外,落实农业部2017年为农民办实事,组织开展了"放心兽药进村,科学知识入户"的兽药安全使用宣传活动,联合地方兽医部门、行业组织,分别在山东潍坊、河北滦平举行宣传培训活动,且取得良好效果。④

二、加强抗微生物耐药监测和评估

我国近年来重点关注细菌耐药监测,在人类领域建立全国细菌耐药监测网,动物领域由农业部牵头建立了动物源细菌耐药性监测系统,开展对动物源

① 中华人民共和国国家卫生健康委员会.专家解读耐药细菌知识.[2020-05-29]. http://www. nhc. gov. cn/wjw/jbyfykz/201304/0d078cc0049045798d4790200b60df9a. shtml.

② 中华人民共和国国家卫生和计划生育委员会宣传司.合理用药健康教育核心信息释义.[2020-05-29]. http://www. nhc. gov. cn/xcs/s3582/201312/9aeb53e87954488bbee2b1559232e749. shtml.

③ 中华人民共和国国家卫生和计划生育委员会宣传司.国家卫生计生委办公厅关于印发《健康中国行——全民健康素养促进活动方案(2013—2016年)》的通知.[2020-05-29]. http://www. nhc. gov. cn/xcs/s3581/201311/d9bdace51fed41b78cd580dc79cf9f91. shtml.

④ 农业部兽医局.关于全国政协十二届全国委员会第五次会议第1037号(农业水利类103号)提案答复的函.[2020-05-29]. http://www. moa. gov. cn/govpublic/SYJ/201709/t20170925_5823827. htm.

细菌的耐药性监测工作;环境保护部门、卫生部门和农业部门在抗菌药物监测方面也开展了监测方法标准制定方面的工作,在研究方面开展了抗菌药物环境浓度的监测研究。具体实践内容如下。

(一)建立全国细菌耐药监测网

2012年卫生部将原"抗菌药物临床应用监测网"和"细菌耐药监测网"合并,成立全国细菌耐药监测网(China Antimicrobial Resistance Surveillance System,CARSS)。该网络现阶段已发展至覆盖全国31个省、直辖市和自治区的1412所医疗机构。监测网设有南、中、北三个技术分中心和一个质量管理中心,每个省份设有省级监测中心,同时,还设有全国细菌耐药监测学术委员会。同时已建成"超级细菌"监测网络,设立了包括北京协和医院、北京大学第一医院在内的19家哨点医院(哨点医院须配备必要的设施和专业人员,对免疫力低下、危重症、急诊患者等开展监测和检测工作)。要求各地发现"耐药细菌"病例后必须在12小时内上报,监测结果上报给全国细菌耐药监测网。[①]

监测方式主要为被动监测,不定期开展主动监测和目标监测。将医疗机构常规微生物药敏实验数据按季度定期经细菌耐药监测信息系统上报至主管部门,通过计算机和人工分析处理,每年度统计出临床常见致病菌对各类抗菌药物的敏感率和耐药率,编写年度细菌耐药监测报告,并持续监测细菌耐药性变迁情况。

(二)国家致病菌识别网

为不断完善适合中国国情的细菌性传染病监测模式,推进细菌性传染病监测预警新技术和策略应用,卫计委在前期试点工作的基础上,组织制定了《国家致病菌识别网工作实施方案》。[②]

国家致病菌识别网以网络化信息平台为依托,以病原识别、分子分型、基因组溯源等新型调查分析技术为手段,开展细菌性传染病监测与防控的实验室网络。综合考虑各地的工作条件后,选取了江苏、山东等8个工作基础较好的省份作为第一批国家致病菌识别网实验室率先开展工作。

其中,卫生计生行政部门要定期组织督导和考核,疾控机构要及时开展细菌性传染病相关信息收集、数据上报、实验室检测、技术指导和质控,医疗机构要做好细菌性传染病相关病例发现、报告及标本的采集等工作,加强实验室生物安全监管,确保工作有序开展。

---

① 全国细菌耐药监测网:http://www.carss.cn/.
② 国家卫生计生委办公厅. 国家卫生计生委办公厅关于开展国家致病菌识别网有关工作的通知.[2020-05-29]. http://www.nhc.gov.cn/jkj/s3577/201703/a109ae8601f44be48c722a3976e3dd18.shtml.

（三）动物源细菌耐药性监测系统

2008 年农业部成立了国家兽药安全评价（耐药性监测）实验室，并发布耐药性监测计划，开展对动物源细菌的耐药性监测工作，已经连续监测至今。[1]

中国动物源细菌耐药性监测网络组建于 2008 年，由 6 个单位的国家兽药安全评价（耐药性监测）实验室组成，分别是中国兽医药品监察所、中国动物卫生与流行病学中心、辽宁省兽药饲料畜产品质量安全检测中心、上海市兽药饲料检测所、广东省兽药饲料质量检验所和四川省兽药监察所。2013—2015 年，又有 4 个单位的耐药性监测实验室加入监测网络，分别是中国动物疾病预防控制中心、河南省兽药饲料监察所、湖南省兽药饲料监察所和陕西省兽药监测所。目前，这 10 个耐药性监测机构组成了中国动物源细菌耐药性监测网络，负责全国动物源细菌的耐药性监测和农业部《动物源细菌耐药性监测计划》的实施。

根据农业部文件，农业部负责《动物源细菌耐药性监测计划》的组织实施工作，10 个耐药性监测机构分别负责不同地区的抗菌药物的耐药性监测工作，中国兽医药品监察所负责全国动物源细菌耐药性监测的技术指导和数据库建设与维护等工作。

中国动物源细菌耐药性监测工作已经进行了近 9 年，监测范围覆盖全国 22 个省（自治区）和 4 个直辖市，监测的细菌种类有 8 种，耐药性监测工作取得了一定的成就。具体包括如下。

（1）建立动物源细菌耐药性监测技术平台和耐药性细菌资源库。针对中国动物源细菌耐药性监测技术标准和方法相对匮乏的情况，中国兽医药品监察所牵头组织并制定了动物源大肠杆菌、肠球菌、沙门氏菌、葡萄球菌和弯曲杆菌等细菌的分离鉴定方法和耐药性检测方法，建立了中国动物源细菌耐药性监测技术平台；收集、分离并鉴定了 20 世纪 60 年代至今的 8 种动物源细菌（包括大肠杆菌、沙门氏菌、金黄色葡萄球菌、肠球菌、弯曲杆菌、链球菌、副猪嗜血杆菌和巴氏杆菌），共计 30000 多株，并完成了细菌的血清型鉴定和耐药性检测。此外，从美国微生物保藏中心等单位引入了 6 种质控菌株，以上述菌株为基础，建立了中国动物源耐药性细菌资源库。

（2）创建具有自主知识产权的动物源细菌耐药性数据库。动物源细菌耐药性监测的最终目的是指导养殖用药和保障公共卫生安全，因此对监测结果的数据分析至关重要。为更好地服务动物源细菌耐药性监测工作，实现耐药性监测数据的网络共享，中国兽医药品监察所开发建立了动物源细菌耐药性数据库。该数据库可实时传输耐药性监测数据，并进行耐药性监测结果的综合分

---

[1] 张纯萍，宋立，吴辰斌，等. 我国动物源细菌耐药性监测系统简介. 中国动物检疫，2017，34（3）：34-38.

析。目前,该数据库中已有 3000 多株菌株的来源、耐药性和血清分型等数据信息。动物源细菌耐药性数据库部署于中国兽药信息网(www.ivdc.org.cn),它于 2009 年上线运行,实现了中国动物源细菌耐药性监测数据的即时上报、网络共享,以及数据统计分析的同步化、系统化和标准化等功能。

(3) 摸清中国动物源细菌的耐药性状况。为了更好地开展耐药性监测工作,对 2008 年至今分离的 30000 余株菌株的耐药性情况进行了总结分析,通过对中国不同时期、不同地区、不同动物的大肠杆菌、沙门氏菌、链球菌、金黄色葡萄球菌和弯曲杆菌等细菌的耐药性发展趋势进行调查研究,基本了解了中国动物源细菌耐药性现状、产生原因与耐药趋势。

中国在动物源细菌耐药性监测方面已走在前列,不仅建立了基本覆盖全国的动物源细菌耐药性监测网络和耐药性监测技术平台,而且连续开展了近 9 年的动物源细菌耐药性监测工作,系统调查了解了中国的动物源细菌耐药性状况,并根据耐药性风险评估结果停止了将多黏菌素用作饲料添加药物,这些都进一步保障了有关动物源细菌耐药性目标的顺利完成。

(四) 制定抗菌药物耐药监测方法标准

环境保护部(2018 年改为生态环境部)正在制定抗菌药物的监测方法标准,现有的基础工作基本已建立液相色谱-质谱-质谱联用法(HPLC/MS/MS)对 11 种磺胺、4 种喹诺酮、3 种四环素、1 种大环内酯和甲氧苄氨嘧啶等多种抗菌药物进行定性和定量分析的方法。[①]

卫计委合理用药专家委员会为全国耐药监测网的各成员单位印发了全国细菌耐药监测网技术方案,规定了监测范围、目标细菌、检测方法、数据规范等,以提高监测水平和监测质量,保证及时、完整、准确地获得中国细菌耐药性数据。

农业部每年都会下发动物源细菌耐药性监测采样和监测技术要点规范,说明采样地点、采样类型、监测细菌种类、细菌分离和鉴定、药物敏感性鉴定等标准和规范。[②]

(五) 抗菌药物环境浓度的监测研究

中国科学院广州地球化学研究所应光国课题组获取首份中国抗菌药物使用量和排放量清单,预测得出全国 58 个流域的"抗菌药物环境浓度地图"。

2014 年开始,该课题组从国家食品药品监督管理总局等部门提供的药厂

---

① 环境保护部.对十二届全国人大三次会议第 7728 号建议的答复.[2020-05-29].http://www.mee.gov.cn/gkml/sthjbgw/qt/201511/t20151112_316923_wh.htm.

② 农业部兽医局.农业部关于印发《2018 年动物源细菌耐药性监测计划》的通知.[2020-05-29].http://www.moa.gov.cn/gk/tzgg_1/tz/201802/t20180202_6136390.htm.

登记信息中,分别选择了各种抗菌药物销售量排名前十的企业作为代表,总计237家。该课题组向这些企业购买了2013年的市场份额、销售量等数据,从而计算出各类抗菌药物在不同区域的使用量和用途。然后,参考代谢率、污水处理率等因素,进而计算出抗菌药物排放量。根据各流域的行政区划组成,将各市、县的数据相加,得到流域尺度的抗菌药物排放量和排放密度。最后,在排放量基础上,再使用三级逸度模型,模拟预测各抗菌药物在全国各流域的环境浓度。此研究反映出全国抗菌药物浓度的分布情况,有助于对重点区域展开监测和控制。[①]

◆ 三、加强感染预防与控制

卫生部门主要通过医院感染预防与流感监测等相关政策文件,对感染预防与控制进行规范,以减少抗微生物耐药发生。具体措施见表3-1。

表3-1　中国抗微生物耐药治理感染预防和控制政策文件梳理

年份	文件	主要措施
2001	《医院感染诊断标准(试行)》《医院感染管理规范(试行)》	加强医院感染管理并提高医院感染诊断水平和监测的准确率
2006	《医院感染管理办法》	规定各种用于注射、穿刺、采血等有创操作的医疗器具必须一用一灭菌
2009	《医务人员手卫生规范》	规定了医务人员手卫生的管理与基本要求、手卫生设施、洗手与卫生手消毒、外科手消毒、手卫生效果的监测
2009	《医院感染监测规范》	规定了医院感染监测的管理与要求、监测方法及医院感染监测质量保证
2010	《医疗器械临床使用安全管理规范(试行)》	规范了医疗器械临床使用安全管理,包括医疗机构医疗服务中涉及的医疗器械产品安全、人员、制度、技术规范、设施、环境等的安全管理
2011	《多重耐药菌医院感染预防与控制技术指南(试行)》	进一步加强了多重耐药菌医院感染管理,强化预防与控制措施,合理使用抗菌药物以及建立和完善对多重耐药菌的监测机制

① Zhang Q Q, Ying G G, Pan C G, et al. Comprehensive Evaluation of Antibiotics Emission and Fate in the River Basins of China: Source Analysis, Multimedia Modeling, and Linkage to Bacterial Resistance. Environmental Science & Technology, 2015, 49(11): 6772-6782.

年份	文件	主要措施
2012	《预防与控制医院感染行动计划(2012—2015年)》	明确了医院感染预防与控制的10项主要任务和工作重点。包括加强重点部门和重点环节管理,全面落实医院感染防控措施,加强医院感染质量控制中心建设,加强医院感染组织管理和队伍建设,加强多重耐药菌医院感染预防与控制,加强医院感染多学科合作等
2014	《病原微生物实验室生物安全管理条例》	对采集病原微生物样本的人员、设施以及措施作出了规定,对高致病性病原微生物菌(毒)种或者样本的容器的生产和使用作出更高要求
2016	《医院感染暴发控制指南》	发布了医院感染暴发控制指南和医院感染管理专业人员培训指南
2017	《全国流感监测方案(2017年版)》	加强流感监测工作,切实提高流感监测工作质量和水平

◆ 四、优化抗微生物药物合理使用

抗微生物药物合理使用方面,我国主要针对人群抗菌药物和农畜牧抗菌药物使用进行相关规定。卫健委通过印发并修订一系列相关文件加强临床抗菌药物的合理使用;中华医学会等专业协会通过制定抗菌药物使用相关指南,指导和规范临床抗菌药物合理使用。农业部门通过出台一系列文件规范抗菌药物的流通使用,并在准入、处方药管理、信息平台建设、风险评估、监督检查等方面组织工作。具体如下。

(一)卫健委加强医疗机构抗菌药物合理使用相关政策

卫健委印发并修订了一系列相关文件,从政府层面加强医疗机构抗菌药物的优化使用。2004年印发并修订了《抗菌药物临床应用指导原则》;2008年下发《卫生部办公厅关于进一步加强抗菌药物临床应用管理的通知》和《卫生部办公厅关于加强多重耐药菌医院感染控制工作的通知》。2009年下发《卫生部办公厅关于加强克林霉素注射剂临床使用管理的通知》。2010年发布《全国抗菌药物联合整治工作方案》。2011年印发《多重耐药菌医院感染预防与控制技术指南(试行)》和《卫生部办公厅关于开展医院感染管理专项检查的通知》。自2011年起,卫健委在全国启动了为期3年的抗菌药物临床应用专项整治活动,对抗菌药物品种品规数、使用强度、使用率等进行严格控制。2012年下发《卫生部办公厅关于继续深入开展全国抗菌药物临床应用专项整治活动的通知》和《抗菌药物临床应用管理办法》,建立了抗菌药物临床应用分级管理制度,明确了医疗机构抗菌药物遴选、采购、临床使用、监测和预警、干预与退出全流程工作机制,加大了对不合理用药现象的干预力度,建立细菌耐药预警机制,明确了监督管理和法律责任。[1][2] 2015年再次印发了《抗菌药物临床应用指导原则》,进一步完善了中国抗菌药物临床使用原则。2016年,印发《国家卫生计生委办公厅关于县医院医疗服务能力基本标准和推荐标准的通知》,加强了耐药临床诊断与处理的标准。2017年印发《国家卫生计生委办公厅关于调整肺结核传染病报告分类的通知》以及《"十三五"全国结核病防治规划》,加强了肺结核耐药的筛查、诊断与检测。

（二）抗菌药物临床治疗指南

中华医学会等专业协会制定了一系列指南,为临床治疗和抗菌药物使用提供标准。《小儿急性呼吸道感染抗生素合理使用指南》是中国第一部临床指导抗菌药物使用的指南。《妇产科抗生素使用指南》《消化内镜预防性使用抗生素指南》《介入放射科抗菌药物使用指南（草案）》《中国中性粒细胞缺乏伴发热患者抗菌药物临床应用指南（2020年版）》等指南是规范临床抗菌药物使用的重要措施。

（三）规范抗菌药物在动物领域的合理使用

农业部门也出台了一系列文件规范抗菌药物的流通与使用。国家食品药品监督管理局2003年印发了《关于加强零售药店抗菌药物销售监管促进合理用药的通知》。"2010年12月15日,原国家食品药品监督管理局与原卫生部、工业和信息化部、农业部联合开展了全国抗菌药物整治工作,药品监督部门加大了对药品零售企业的监督检查力度。"[3]对所有兽药生产、经营企业强制实施《兽药生产质量管理规范》和《兽药经营质量管理规范》,严格实施兽用抗菌药物注册审批管理;对目前使用的兽用抗菌药物进行风险再评估、安全再评价,对存在安全隐患的产品实施淘汰、停止使用制度,建立兽用处方药管理制度,发布了《兽用处方药和非处方药管理办法》《兽用处方药品种目录（第一批）》和《乡村兽医基本用药目录》。从2011年开始,已连续5年在全国范围内组织开展兽用抗

① 中华人民共和国卫生部.卫生部办公厅关于继续深入开展全国抗菌药物临床应用专项整治活动的通知.[2020-05-29]. http://www.gov.cn/gzdt/2012-03/06/content_2084862.htm.

② 中华人民共和国卫生部.中华人民共和国卫生部令〔第84号〕——《抗菌药物临床应用管理办法》.[2020-05-29]. http://www.gov.cn/flfg/2012-05/08/content_2132174.htm.

③ 农业部兽医局.关于政协十二届全国委员会第三次会议第2950号（农业水利类257号）提案答复的函.[2020-05-29]. http://www.moa.gov.cn/zj2017/sj_syj/yzyj/201508/t20150827_4808691.htm.

菌药物专项整治,重点加强兽用抗菌药物生产、经营、使用监管,严厉打击非法添加标准外成分、滥用药物等违法行为。[①] 组织开展风险评估工作,启动《药物饲料添加剂使用目录》修订工作,强化抗菌药物类饲料添加剂的安全性评价。组织开展人兽共用抗菌药物风险评估。2013 年农业部发布了《饲料添加剂品种目录》,加强饲料及饲料添加剂管理。2014 年,农业部启动了人兽共用抗菌药风险评估;推进健康养殖,在推进安全用药方面,加强兽药综合治理,严格执行药物饲料添加剂的使用对象、使用期限、使用剂量和休药期等管理规定。[②]

◆ 五、积极开发创新性解决抗微生物耐药的干预措施和手段

在积极探索开发创新性解决抗微生物耐药措施方面。科技部、原卫生部、药监局、工信部等主要通过创新企业税收减免、创新药物绿色通道注册等、积极支持中国新药、新诊断技术(包括中药开发)等,以促进抗菌药物的开发。此外,由农业部主导的主要实践工作包括鼓励研制新型动物专用抗菌药物,研究抗菌药物替代药物的研发、审批与支持政策,组织制定微生态制剂评审原则。[③]

第三节　中国抗微生物耐药治理未来计划

基于上述战略规划和实践情况中国今后的抗微生物耐药治理活动未来主要从科研、产业化、中医药、农业和宣传教育等五个方面重点进行。

◆ 一、科研方面

强化顶层设计,加大科研投入,建立抗菌药物耐药性创新链与研发链紧密结合的研发模式与机制;突出重点领域,重点关注细菌耐药流行病监测与风险评估、耐药菌株检测鉴定、临床诊疗方案研究、新型疫苗及抗菌药物的研发、中医药替代产品的开发、兽药研发等;培育创新人才,培养相关专业领域领军人才和青年人才。

◆ 二、产业化方面

完善产业政策,引导抗菌药物生产企业加快新产品研发及产业化,鼓励企

---

① 农业部.农业部关于印发《2011 年兽药质量安全专项整治工作方案》的通知.[2020-05-29]. http://www.gov.cn/gzdt/2011-02/17/content_1804874.htm.

② 农业部兽医局.对十二届全国人大四次会议第 4057 号建议的答复.[2020-05-29].http:// www.moa.gov.cn/govpublic/SYJ/201607/t20160727_5219540.htm.

③ 农业部新闻办公室.农业部综合治理兽药残留超标问题取得积极成效.[2020-05-29].http:// www.moa.gov.cn/xw/zwdt/201801/t20180115_6134988.htm.

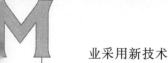

业采用新技术、新设备,进一步提升抗菌药物产业发展水平。

◆ 三、中医药方面

加强中医医疗机构抗菌药物合理应用管理,提高细菌耐药防控能力,帮助实现《遏制细菌耐药国家行动计划(2016—2020 年)》中的计划目标。

◆ 四、农业方面

组织实施兽医领域遏制细菌耐药行动计划;规范养殖环节兽用抗菌药物的使用;持续实施兽药残留和耐药性监控工作;加强兽用抗菌药物质量安全监管。

◆ 五、宣传教育方面

相关部门进一步加强对抗菌药物教育的宣传引导,统筹广播、电视、报刊及微博、微信等新媒体开展宣传,更广泛地普及抗菌药物合理应用知识。

第四节 中国抗微生物耐药治理的国内外合作

抗微生物耐药已经成为全球的严重公共卫生问题,无论是人类领域还是动物领域,其治理均需要基于国际交流与合作。中国作为世界第二大经济体,有责任和义务积极参与全球和多边卫生治理,实现全方位开放和互利共赢的卫生合作新格局,尤其是"一带一路"建设。

中国与国际组织和其他国家在抗微生物耐药治理方面的合作主要基于"一带一路"建设背景;合作的内容涉及抗微生物药物研发、生产、流通、合理使用、监测、管理、宣传等各个环节;合作形式主要包括领导人或部长对话、项目合作、论坛、会议等;并形成合作协议(见表3-2)。

此外,我国计划与世卫组织、世界动物卫生组织、联合国粮农组织等国际组织、其他国家开展以下方面的活动:①积极参与国际组织开展的防控策略与技术标准制订、抗微生物药物应用和耐药监测、人员培训、专题研讨等;②与其他国家和地区开展耐药监测协作,控制耐药菌跨地区跨国界传播,积极支持需要帮助的国家和地区开展耐药控制活动;③与国际社会分享相关耐药监测结果与研究成果,共同制订具有国际危害耐药菌的控制策略,开展新型耐药控制技术与产品的研究与开发;④加强与发达国家抗微生物药物残留控制机构及重要国际组织合作,参与国际规则和标准制定,主动应对国际畜禽水产品抗微生物药物残留问题突发事件。

表3-2 中国AMR治理实践中的多双边合作

合作背景	合作对象	合作内容	合作形式	合作协议
在中美卫生合作基础上，将合作领域扩展至抗微生物药耐药治理领域	美国	双方实施新发和再发传染病合作、中美艾滋病防治合作和中国西部现场流行病学培训项目等重大传染病防治合作项目①②	项目合作	《合作谅解备忘录》
中国与波兰和罗马尼亚处转型发展关键机遇期，在卫生体制方面有相似之处，合作潜力巨大。抗微生物药耐药为交流重点	波兰，罗马尼亚	支持世卫组织就抗微生物药问题制订全球行动计划，鼓励各国加强跨部门协作，共同抗击抗微生物药这一全球健康挑战③	国际抗微生物药耐药部长级会议	《成果声明》
面临人口老龄化和慢性病高发的巨大挑战。中方愿借鉴荷方经验，在抗微生物药耐药等方面开展更广泛的交流与合作	荷兰	双方在传染病防治、抗微生物药物合理使用和医学科研等多个领域开展了积极务实的合作④	两国外交官、卫生部门高层互访频繁	《合作谅解备忘录》

① 中华人民共和国驻美利坚合众国大使馆. 首轮中美社会和人文对话行动计划. [2020-05-29]. http://www.china-embassy.org/chn/zmgx/zxxx/t1499326.htm.
② 中华人民共和国国家卫生和计划生育委员会国际合作司. 中美新发和再发传染病年度合作项目2017年度合作委员会会议和年会在京召开. [2020-05-29]. http://www.nhc.gov.cn/gjhzs/s3582/201712/24c36242c53e45d6b4faef1f0640f76d.shtml.
③ 中华人民共和国国家卫生和计划生育委员会国际合作司. 马晓伟副主任访问波兰、罗马尼亚. [2020-05-29]. http://www.nhc.gov.cn/gjhzs/s3582/201406/71be5b13dcb6445daf4ed3e54f2afbc.shtml.
④ 中华人民共和国国家卫生和计划生育委员会国际合作司. 崔丽副主任会见荷兰卫生、福利和体育部副部长. [2020-05-29]. http://www.nhc.gov.cn/gjhzs/ptpxw/201510/5be40daf917c4aa194778b6bc2d2a55d.shtml.

129

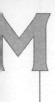

续表

合作背景	合作对象	合作内容	合作形式	合作协议
中英双方卫生合作呈现出高层次、全方位、多机构的良好态势，共同面临医疗卫生体制改革、人口老龄化、慢性病防控、新发和再发传染病和抗微生物药物耐药等健康威胁和挑战	英国	双方在传染病和慢性病防控、抗微生物耐药监测和研究，在多耐药结核、全球卫生等领域开展了务实的交流和合作项目，特别是在研究领域①②	高级别人文交流对话、卫生政策对话，全球卫生支持项目；国际发展部计划、国际发展部未来卫生系统计划的中英多耐药结核合作项目等	中国科技部与英国卫生部关于中英两国抗微生物耐药科研与创新合作的谅解备忘录
中瑞致力于改善健康公平性和可及性，双方面临着人口老龄化、慢性病负担上升等相似上升的卫生挑战	瑞典	在传染病防控、抗微生物耐药应对等领域开展了医疗卫生机构之间有成效的务实合作	国家自然科学基金委员会与瑞典科学研究理事会在抗微生物耐药领域共同资助合作研究项目。其他如会议、卫生论坛等	《中华人民共和国国家卫生和计划生育委员会与瑞典王国卫生和社会事务部二〇一五至二〇一八年度卫生合作执行计划》《卫生合作谅解备忘录》
中日韩卫生合作机制成立十年	日本、韩国	进一步加强在抗微生物耐药、国家健康战略等议题上的研究、交流和合作	中日韩卫生部部长会议、论坛、会议等	《中日韩共同应对流感大流行和新发再发传染病的合作备忘录》《联合行动计划》

① Department of Health and Social Care. Prime Minister's Office. UK and China start global fund to tackle drug resistant infections. [2020-05-29]. https://www.gov. uk/government/news/uk-and-china-start-global-fund-to-tackle-drug-resistant-infections.

② Department for Business, Energy & Industrial Strategy. The Rt Hon Jo Johnson. Joint UK-China strategy for science, technology and innovation cooperation. [2020-05-29]. https://www.gov. uk/government/news/joint-uk-china-strategy-for-science-technology-and-innovation-cooper-ation-sets-new-horizons-for-closer-international-collaborations.

合作背景	合作对象	合作内容	合作形式	合作协议
中挪两国关系正常化后,双方领导人首次会晤	挪威	卫生部门将加强双方在抗微生物耐药、全球卫生治理、卫生系统治理、卫生研究与创新等实务合作,构建优势互补、强强联合的国家同新型合作关系	卫生部长会议、论坛、会议	中挪两国《2017—2020年卫生合作执行计划》
中法建交50周年	法国	抗微生物药物监管和治理、加强宣传教育和国际交流合作;耐药菌的临床病原学诊断和流行病学研究;临床干预与危险因素控制等①	中法新发传染病合作项目;中国抗耐药CARE项目;医院感染控制合作项目	中国抗击耐药CARE项目战略合作谅解备忘录
首届金砖国家部长会议以来,卫生领域取得进展,通过技术工作组和"金砖国家卫生战略项目合作框架"	其他金砖国家(俄罗斯、巴西、印度和南非)	落实了关于卫生监测体系、抗微生物耐药、非传染性疾病、监管机构合作,药品研发、结核/艾滋病/疟疾研究合作等领域的行动/合作计划	金砖国家部长会议	《德里宣言》
抗微生物耐药严重威胁公共健康、经济增长和全球经济稳定,有必要从体现二十国集团自身优势的角度,采取包容应对该问题	G20国家	全面探讨如何提升跨国卫生危机应对能力,并就遏制抗微生物耐药议题进行了讨论、提出抗微生物耐药全球治理	卫生部长会议	《G20杭州峰会公报》《G20卫生部长柏林宣言》

① CARE项目介绍.[2020-05-29].http://www.biomerieux.com.cn/梅里埃中国/社会责任/care-项目介绍.

续表

合作背景	合作对象	合作内容	合作形式	合作协议
跨地区合作对整治抗微生物耐药非常重要,中欧双方希望相关机构和专家望积极应对该问题	瑞典、法国等欧盟国家、欧盟委员会等欧洲机构、世卫组织等国际组织	中欧抗微生物耐药现状、联合监测、防控应对;中欧兽用抗微生物耐药管理法规框架、管理现状、实践经验,以及国际组织在兽用抗微生物药管理方面的作用等议题,就兽用抗微生物耐药问题达成共识	中欧领导人对话、中欧控制抗微生物药研讨会、中欧兽用抗生物微生物耐药研讨会、中欧抗微生物耐药监管体系与政策研讨会	《中欧合作2020战略规划》
为应对抗微生物耐药、统一认识,分享最佳实践,发挥亚太各国的独特优势,提升亚洲国家、地区和全球卫生安全,召开亚洲抗微生物耐药部长级会议	日本、澳大利亚、印度、越南等11个国家、农业部官员、世卫组织等国际组织	加强宣教力度、加速推进全民健康覆盖,采取跨领域、多部门合作,实现抗微生物药的全流程监管,致励研发等措施,发挥亚太各国的独特优势①	亚洲抗微生物药部长级会议	—
中国在全球卫生和人道主义救援领域具有重要地位和作用,该组织愿意加强和中国合作,共同抵御疾病威胁	无国界生组织	加强双方信息交流,在传染病防控、卫生应急、抗微生物耐药等各领域加强合作②	协议、会议等	—

① 中华人民共和国国家卫生和计划生育委员会国际合作司.我委派员出席亚洲抗生素耐药部长级会议.[2020-05-29].http://www.nhc.gov.cn/gjhzs/s3378/201604/572475110109a48fcbd00e39662991517.shtml.

② 中华人民共和国国家卫生和计划生育委员会国际合作司.崔丽副主任会见无国界医生组织主席廖满嫦.[2020-05-29].http://www.nhc.gov.cn/gjhzs/s3586/201512/2573a485bf2b4eea856509ldaf10a7dc.shtml.

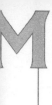

第五节 中国抗微生物耐药治理效果

中国抗微生物药物临床应用管理取得了明显成效。主要表现在：社会公众和医务人员的合理用药意识明显增强，医疗机构抗微生物药物管理制度得到完善，用药行为进一步规范，抗微生物药物临床合理应用长效化、专业化管理机制逐步建立，细菌耐药性的增长得到一定遏制。

一、细菌耐药率

全国细菌耐药监测网（CARSS）2014—2016 年的监测报告显示，甲氧西林耐药金黄色葡萄球菌（MRSA）和甲氧西林耐药凝固酶阴性葡萄球菌（MRCNS）的检出率在 2014—2016 年呈下降趋势（见表 3-3）。

表 3-3 2014—2016 年甲氧西林耐药菌检出率（%）

细　菌	2014 年	2015 年	2016 年	趋势
甲氧西林耐药金黄色葡萄球菌（MRSA）	36.0	35.8	34.4	下降
甲氧西林耐药凝固酶阴性葡萄球菌（MRCNS）	79.8	79.4	77.5	下降

耐药率方面：除肺炎链球菌红霉素耐药率（2016 年 94.4%）、肺炎克雷伯菌对碳青霉烯类药物耐药率（2016 年 8.7%）和鲍曼不动杆菌对碳青霉烯类药物耐药率（2016 年 60.0%）在 2014—2016 年上升外，其他监测的病原菌如肺炎链球菌对青霉素耐药率、肺炎克雷伯菌对第三代头孢菌素耐药率等 8 种病原菌的耐药率均呈下降趋势（见表 3-4）。

表 3-4 2014—2016 年重要病原菌耐药率（%）

细菌耐药率	2014 年	2015 年	2016 年	趋势
粪肠球菌万古霉素耐药率	0.8	0.8	0.6	下降
屎肠球菌万古霉素耐药率	2.9	2.9	2.0	下降
肺炎链球菌对青霉素耐药率	4.3	4.2	3.9	下降
肺炎链球菌红霉素耐药率	94.0	91.5	94.4	上升
大肠埃希菌对第三代头孢菌素耐药率（指对头孢曲松或头孢噻肟任一药物）	59.7	59.0	56.6	下降
肺炎克雷伯菌对第三代头孢菌素耐药率	36.9	36.5	34.5	下降
大肠埃希菌对碳青霉烯类耐药率（指对亚胺培南、美罗培南或厄他培南任一药物）	1.9	1.9	1.5	下降

细菌耐药率	2014 年	2015 年	2016 年	趋势
肺炎克雷伯菌对碳青霉烯类药物耐药率	6.4	7.6	8.7	上升
铜绿假单胞菌对碳青霉烯类耐药率	25.6	22.4	22.3	下降
鲍曼不动杆菌对碳青霉烯类药物耐药率	57.0	59.0	60.0	上升
大肠埃希菌对喹诺酮类耐药率 （对左氧氟沙星或环丙沙星任一药物耐药）	54.3	53.5	52.9	下降

总体来看,2014—2016 年耐药菌检出率和重要病原菌耐药率均有部分下降,细菌耐药治理工作取得一定成效。

◆ 二、抗菌药物消费情况

从住院和门诊患者的抗菌药物使用率来看,全国抗菌药物临床应用监测网数据显示住院患者平均抗菌药物使用率从 2011 年的 59.4% 下降到 2016 年的 37.5%,手术组从 2011 年的 86.3% 下降到 2016 年的 61.8%;非手术组从 2011 年的 41.5% 下降到 2016 年的 24.8%。而门诊患者抗菌药物使用率从 2011 年的 17.2% 下降到 2016 年的 10.3%(见表 3-5)。

表 3-5　2011—2016 年抗菌药物使用情况(%)

类别	2011 年	2012 年	2013 年	2014 年	2015 年	2016 年
住院患者抗菌药物使用率	59.4	44.2	43.8	40.3	39.1	37.5
门诊患者抗菌药物使用率	17.2	15.6	13.9	12.5	11.2	10.3
抗菌药物使用强度	70.40	58.90	50.60	49.85	50.14	50.03
手术组不同切口抗菌药物使用率	79.8(Ⅰ) 95.0(Ⅱ) 100(Ⅲ)	58.1(Ⅰ) 88.9(Ⅱ) 100(Ⅲ)	52.7(Ⅰ) 87.7(Ⅱ) 100(Ⅲ)	49.2(Ⅰ) 83.9(Ⅱ) 96.4(Ⅲ)	45.0(Ⅰ) 79.2(Ⅱ) 100(Ⅲ)	42.4(Ⅰ) 84.2(Ⅱ) 91.2(Ⅲ)
手术组首次预防用药时机	38.2	56.3	63.9	67.0	67.5	62.6
抗菌药物费用占药品总费用比例	15.1	12.4	11.5	11.0	11.3	11.2

从抗菌药物使用强度来看,2011 年来,全国抗菌药物临床应用监测网各医院抗菌药物使用强度呈下降趋势,从 2014 年开始处于一个较为稳定的水平,几年来变化幅度不大(表 3-5)。

从手术组不同切口抗菌药物使用率来看,2011 年以来,手术组不同切口抗菌药物使用率呈下降趋势,2016 年手术组抗菌药物使用率为 61.8%(其中包括手术治疗用药),其中Ⅰ类切口为 42.4%,Ⅱ类切口为 84.2%,Ⅲ类切口为 91.2%(表 3-5)。

从手术组首次预防用药时机来看,用药时机逐步趋于合理,2016 年前术前用药时机符合《抗菌药物临床应用指导原则》要求,在切皮前 0.5~1 小时内用药占 62.6%,比 2015 年(67.5%)略有降低,多数病例术前不用术后才用或进手术室前几小时,甚至几天前即开始预防用药,其占用药病例的 37.4%(表 3-5)。

从抗菌药物消耗构成比及消耗量来看,全国抗菌药物临床应用监测网数据统计显示,消耗量排名前五位的抗菌药物分别为三代头孢菌素(15.19%)、奎诺酮类药物(13.32%)、二代头孢菌素(11.29%)、头孢菌素类/酶抑制剂(10.84%)和青霉素类/酶抑制剂(8.41%)。

从抗菌药物费用占药品总费用来看,从 2011 年的 15.1% 下降到 2016 年的 11.2%,近 6 年来,总体呈下降趋势(表 3-5)。

由此可见,不管是从抗菌药物合理使用情况还是重要病原菌检出率和耐药率情况来看,抗菌药物合理使用机制逐渐建立,耐药菌检出率和重要病原菌耐药率整体呈下降趋势,这说明中国抗微生物耐药治理工作取得了一定成效。

第六节　中国抗微生物耐药治理小结

综合以上内容,本节通过世卫组织提出的抗微生物耐药治理五大方面对中国抗微生物耐药治理战略规划和实践内容进行总结归纳。通过对中国与世界各国抗微生物耐药问题合作对我国参与全球抗微生物耐药治理现状进行描述。最后,根据全国细菌耐药监测和使用情况评价中国抗微生物耐药治理的效果。

中国抗微生物耐药治理战略规划主要从提高公众对抗微生物耐药的认识和理解、加强抗微生物耐药监测和评估、强化感染预防与控制、优化抗微生物药物合理使用、积极开发创新性解决抗微生物耐药干预措施这五大方面进行制定。相对而言,我国在感染预防和控制方面的规划较为薄弱。除此之外,计划积极主动参与国际组织和国家的抗微生物耐药监测协作,不仅为中国抗微生物耐药治理提供政策基础,还有利于提高和发挥中国在全球治理中的潜在优势。

针对上述行动计划,中国抗微生物耐药治理主要实践活动也基于上述五个目标开展,并积极参与世卫组织、欧盟等国际组织和美国、英国、法国等国家进行治理方面的合作。第一,通过沟通、教育和培训提高了各组织机构和人群对抗微生物耐药的认识,促进治理的顺利开展,同时促进了中国抗微生物耐药治理人才储备的建设,培养具备丰富的全球卫生知识和有实践能力的优秀人才,为中国参与全球卫生治理提供人才支撑,进而提升中国的国际形象和软实力。第二,从目前抗微生物耐药监测现状来看,中国现有的监测网络较为成熟,但未纳入基层医疗机构,未建立人类和动物监测数据的联系;此外,监测方法与分析技术还须进一步统一,以便形成更广泛的证据基础。第三,发布了一系列文件和指南规范抗微生物药物的流通与使用,为抗微生物药物的优化使用提供了政策依据,但多为政策性文件,缺乏立法保障。第四,中国在抗微生物耐药干预措施可持续投资方面已经做出了相关努力,但对新诊断工具、疫苗、新疗法的研发仍然不足。第五,中国与世卫组织、欧盟等国际组织和重点国家进行的国际合作,发挥了中国在抗微生物耐药治理中的全球角色。虽然中国在治理领域开展了上述活动。但总体而言,治理实践均基于政策性文件,相关法律法规较为缺乏。

最终,以抗菌药物合理使用、重要病原菌检出率和耐药率作为抗微生物耐药治理的效果指标来看,中国抗菌药物合理使用机制逐渐建立,耐药菌检出率和重要病原菌耐药率整体呈下降趋势,说明中国治理工作取得了一定成效。下一步行动包括五个方面:强化顶层设计,加大科研投入,突出重点领域,培育创新人才;完善产业政策,引导抗微生物药物生产企业加快新产品研发及产业化;加强中医医疗机构抗微生物药物合理应用管理,提高细菌耐药防控能力;组织实施兽医领域行动计划,规范兽用抗微生物药物的使用,实施监控工作,加强兽用抗微生物药物质量安全监管;进一步加强对抗微生物药物教育的宣传引导,更广泛地普及抗微生物药物合理应用知识。

第四章

抗微生物耐药全球治理模式对中国的启示及政策建议

本章基于前四章内容，对比中国与国际组织、重点国家的抗微生物耐药治理工作，采用 SWOT 分析框架，从我国在抗微生物耐药治理中的优势（Strengths）、劣势（Weaknesses）、机遇（Opportunities）和挑战（Threats）四个方面进行系统归纳。最后，在此基础上提出中国在抗微生物耐药治理中的角色及具体政策建议。

第一节　中国抗微生物耐药治理 SWOT 分析

 一、中国抗微生物耐药治理优势

（一）传统中医药特色

中医药（民族医药）是中国各族人民在几千年生产生活实践和与疾病做斗争中逐步形成并不断丰富和发展的医学科学，为中华民族的繁荣昌盛做出了重要贡献，对世界文明进步产生了积极影响。中医科学院研究员屠呦呦因在中药青蒿中发现青蒿素而获得诺贝尔生理学或医学奖，把中医药学再次推向世界聚焦点。

同时，中医药是否具有更低的耐药性、能否替代西医抗菌药物，从而减少抗菌药物的使用，也备受国际关注。英国南安普顿大学科学团队正在测试中草药在治疗复发性尿路感染中的作用，以研究能否用中草药替代抗菌药物来治疗此类症状。

在传统中医药方面，我国在探索中医药解决抗微生物耐药问题并寻找替代疗法方面具有先天优势。

1. 传统理论和实践基础

浩瀚的中医药经典医籍，是中国宝贵的传统文化和人类生物信息的巨大宝库,中国中医药现存古典医籍 8000 余种,记载着数千年来中医药的理论和实践经验。这是绝无仅有的,尚未被充分开采的人类生物信息的宝库。中医治疗感染性疾病有多种方法,在中药中有许多已被证实是治疗感染性疾病的有效药物,有的则从其中提取了有效成分,并为进一步研制新药提供了宝贵线索,为具有抗微生物作用的中药新药研发提供了创新源泉。

2. 中医药发展利好政策基础

新中国成立以来,中国政府高度重视中医药工作,出台一系列政策鼓励中药创新和研发,《中医药发展战略规划纲要(2016—2030 年)》和《中医药发展"十三五"规划》均提到建设国家重点实验室,加强以重点研究室、中医药科研方法与评价平台、中医药大数据研究平台、民间特色诊疗技术和方药研究平台等为主体的中医药科技平台建设。建立 3~5 个国际传统医药科研合作平台,推进 8~10 项高水平中医药国际科技合作项目。具有抗微生物作用的中药新药研发有良好的实践环境和平台。

(二)监测网络较为成熟

良好的抗微生物耐药监测是治理的关键环节,不仅有利于了解目前抗微生物耐药现状,还可以为遏制其传播和发展提出有针对性的防控措施。中国目前在抗微生物耐药监测方面基础较好,在人类、动物和环境领域分别有监测网络,其中包括覆盖面广的全国细菌耐药监测网、动物源细菌耐药性监测系统;针对性强的国家致病菌识别网、CHINET 中国细菌耐药性监测网;以及通过监测研究发布的抗菌药物环境耐药性报告(详见第三章第二节)。

(三)广泛的国家合作和国际组织合作基础

中国已经同包括世卫组织、欧盟、金砖国家等国际组织和美国、英国、法国等国家广泛开展抗微生物耐药治理合作。合作内容涵盖研发、监测、感染控制、宣传等各个领域。合作机制从领导人或部长对话、研讨会、举办论坛,到合作研究、监测项目等各个形式。为未来中国借鉴其他国家抗微生物耐药治理并参与全球抗微生物耐药治理工作提供良好基础(详见第三章第四节)。

(四)制造业优势

目前,中国制造业全面开放的格局已经形成并不断深化。无论是在开放领域上还是在合作区域上,都在不断拓展,开放层次也在不断提高。开放的中国制造业受益于国外资本、技术和人才的投入,也持续为外资企业提供良好的回报。中国制造企业海外投资也给当地带去资金、技术和产品,促进当地的发展。疫苗、药品和医疗器械在耐药性治理中都发挥着举足轻重的作用。中国生产的基本药物和疫苗正在以可负担的价格加速供应到全球市场。2015 年,中国医药保健品进出口额突破千亿美元大关,达到 1026 亿美元,对外贸易顺差 102 亿美元。中国医疗器械企业作为"后起之秀",市场稳定发展。①

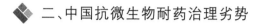 二、中国抗微生物耐药治理劣势

在与国际组织和重点国家的对比中发现,中国在抗微生物耐药治理中的主要劣势在于:①监测网络还须完善;②抗微生物耐药治理缺乏立法保障;③抗微生物耐药研发较为薄弱。

(一)监测网络还须完善

中国已经建立了全国细菌耐药监测网(CARSS)、国家致病菌识别网、CHINET 中国细菌耐药性监测网、动物源细菌耐药性监测系统等对人类和动物的抗微生物耐药情况进行监测,取得了一定的成就。但根据全球抗微生物药物耐药性监测系统(GLASS)的建议,三级、二级及基层医疗卫生机构的住院和门诊机构都应该作为监测点纳入监测体系中,如果可能的话还应该包括私立部门。但中国目前的监测网络只覆盖了二级、三级医疗卫生机构,基层医疗卫生机构和私立医疗机构抗微生物耐药监测的空白,是我国抗微生物耐药治理工作中的重要劣势之一。

除此之外,在"一个健康"的框架下,动物和人类抗微生物耐药细菌存在广泛的交互作用。在英国国家抗微生物耐药战略规划中指出,人类与兽用抗微生物使用和耐药数据应进一步联系,尝试探索抗微生物耐药在整个环境中的复杂变化,并考虑在各部门之间共享试验数据/监测方法。在监测网络中联系人用和兽用抗微生物药物及监测网络已经成为全球抗微生物耐药治理的必然趋势。然而,我国兽用抗微生物耐药网络建立刚刚起步,如何实现全环境、全过程的抗微生物耐药监测,是我国监测网络和抗微生物耐药治理面临的巨大劣势。

(二)抗微生物耐药治理缺乏立法保障

在进行抗微生物耐药治理时,重视法律在具体实施中的强制性,可以为抗微生物耐药治理的实施提供有力保障。其中,瑞士通过出台多部相关法律保障抗微生物耐药治理工作的有效实施,包括《流行病法》《联邦强制性医疗法》《治疗产品法案》《兽药产品条例》《家畜流行病条例》《联邦农业法》《环保立法》等。法律内容涵盖抗微生物耐药治理的国家及各州权利和责任划分、抗微生物药物使用监管和费用报销、抗微生物药物质量保障、农畜牧业抗微生物药物监测和合理使用等多个问题。此外,南非同样将"加强卫生系统立法"作为抗微生物耐药治理的重点目标,在《国家卫生法》《药品及相关物质法案》《公共财政管理法》《国家药物政策》《肥料、饲料、农药和兽药法》中均纳入了抗微生物耐药治理相关内容。

---

① 邱海峰. 中国制造业全面开放惠全球. 人民日报海外版,2018-05-01.

相比之下,我国主要通过《抗菌药物临床应用管理办法》(中华人民共和国卫生部令第 84 号)为抗微生物药物的合理使用提供法律依据。总体上,抗微生物耐药治理仍然以政策性文件为主,法律法规相对较为缺乏。

(三) 抗微生物耐药研发较为薄弱

我国对抗微生物耐药研发制订了相应计划,包括:①鼓励开展细菌耐药分子流行病学和耐药机制研究;②支持新型抗感染药物、仪器设备和疫苗的研发、耐药菌感染诊断、治疗与控制研究;③推进抗微生物药物产业升级。完善医药产业政策,引导企业发展新型抗微生物药物,支持抗微生物药物新品种产业化。同时,设立重大新药创制科技重大专项高度重视治疗耐药菌药物的研发,明确将"耐药病原菌感染"作为重点支持的十类病种之一。2008 年实施以来,该重大专项通过多种方式支持研发企业加快仿制步伐、提高现有产品质量,同时积极鼓励加大创新药物的研究力度。立项支持课题 91 项,投入总经费 2.8 亿元。此外,国家还在"十一五"期间支持"抗感染平台建设"和新品种研发等多个项目;"十二五"期间设立了"创新抗耐药抗菌药物的研制及重大品种的综合技术提升"和"新型抗 G-耐药菌新药的研发"等研发项目。自专项成立以来,抗耐药抗菌药物创新成果突出,已获得新药证书 10 件,临床批件 8 件,并在 1 类创新药物上有所突破。

然而,与其他国际组织和重点国家相比,我国创新支持力度仍然有限。在英国,其政府和社会组织通过国家采购安排,国际组织合作,全球创新基金,经度奖等多种措施促进新药、治疗与诊断的开发。在美国,其通过资助、设置奖项、研讨会等形式促进开发新的快速诊断技术、诊断平台、疫苗、治疗工具、创新策略等(详见第二章第二节第五点内容)。尽管中国在抗微生物耐药性研究方面已经做出了相关努力,但是新诊断工具(快速诊断、诊断平台)、疫苗、新疗法的研发支持方面与英美相比仍然是需要加强的。

三、中国抗微生物耐药治理机遇

放眼全球,当今世界正处在大发展大变革大调整时期,世界多极化、经济全球化深入发展,国与国相互依存更加紧密。构建人类命运共同体,中国参与是增进福祉的全球共识。在抗微生物耐药方面,我国面临的主要机遇包括国际社会不断面临的新型感染威胁和"一带一路"建设。

(一) 国际社会不断面临的新型感染威胁

21 世纪以来,国际社会不断面临新型感染威胁,包括 SARS、H1N1、埃博拉病毒、新型冠状病毒等。国际社会越来越意识到感染控制需要全球协作和各国共同努力。中国在感染防控方面具有广泛的经验,包括 2003 年的 SARS 疫情期间和埃博拉病毒暴发期间,以及正在持续的新型冠状病毒肺炎疫情期间,积极参与全球抗疫活动。

(二)"一带一路"建设

2013 年 9 月和 10 月,中国国家主席习近平在出访哈萨克斯坦和印度尼西亚期间,提出的"一带一路"倡议构想,得到国际社会的高度关注和有关国家的积极响应。这是中国首次提出的重大全球经济发展倡议构想,它具有深厚的内涵。在健康领域落实"一带一路"倡议,必将对全球卫生治理带来深刻变化,极大提升卫生合作的水平。

卫生合作是"一带一路"民心相通的重要内容,2015 年《国家卫生计生委关于推进"一带一路"卫生交流合作三年实施方案(2015—2017)》发布以来,促成了一批影响大、受益广、效果好、口碑佳的早期项目,先后实施 41 项重大项目活动。虽然目前"一带一路"国家间的卫生合作实践中仍存在着供需关系模糊、合作决策缺乏前瞻性、合作的主动性薄弱等问题,但不管是中国还是外国在卫生领域的合作意愿都很高,这也为接下来在抗微生物耐药治理中的进一步国际合作铺平了道路。[①]

◆ 四、中国抗微生物耐药治理挑战

(一)世界外交格局的变化

全球治理包括国家中心治理模式、有限领域治理模式和网络治理模式。不论哪一种治理模式都强调治理主体在治理过程中的合作,包括主权国家间的合作,以国际组织为主体的成员国间的合作,以非政府组织为主要治理主体的合作。

抗微生物耐药是一个复杂的全球卫生挑战。世卫组织提出的《抗微生物药物耐药性全球行动计划》更加明确表明了需要采用"一个健康"的方式解决抗微生物耐药问题。在治理的主客体上都需要跨越传统的界限。"一个健康"的方式强调各个治理主体间的通力合作,包括地方、国家以及国际层面的合作来达到人类、动物以及环境的整体健康的目的。

在现代国际关系中,美国主要以其"全球公共产品提供者、世界安全保障者和领导者"的形象出现在国际舞台上。奥巴马执政时期,美国在多边关系上的全球卫生政策,与国际组织和多边机制的合作明显多于前几任总统,有效地提升了美国在全球卫生治理方面的影响力。但在美国总统唐纳德·特朗普时期,其提出的主要政治纲领,包括"让美国再次强大""美国优先""买美国货、雇美国

人"等,都带有明显的"本土主义"色彩。这在很大程度上会影响美国的外交政策,并改变外交状况。从实际行动来看,特朗普政府也表现出从国际组织退出、减少国际责任和承诺的趋势。在气候变暖、世界安全等诸多全球议题上,特朗普的不作为将给世界留下巨大的权力真空。这些都反映了特朗普政府外交上的单边主义趋势。

放眼全球,美国的现象并非孤立,世界的大变局正在加速酝酿。西方多个国家的外交都出现了要求脱离多边机制、减少国际责任、追求经济自利、淡化意识形态边界的发展趋势,这些趋势超越于某场大选或公投的成败,具有普遍性和持续性。在这种情况下,包括中国在内的新兴大国可能在多边国际机制中面临着比较大的挑战。[①]

(二)"一带一路"建设中可能面临的挑战

目前,中国的"一带一路"建设正在蓬勃发展,但同时要意识到,在发展过程中仍然有很多潜在的挑战,在进一步进行沿线抗微生物耐药治理时需要克服以下三点困难。

1. 沿线国家的多样性

"一带一路"是一项跨越时空的伟大工程,涉及国家面广,政治体制、经济发展水平、文化传统等各有特色。在合作中要针对可能出现的政治、经济、法律、社会、环境等风险,做好风险识别、评估及预警和处置,避免不必要的损失或减少损失。

2. 缺乏顶层政策支持和协调

有些地方商定的合作项目,由于局限在地方层面,缺乏中央政策的支持和协调而停滞。因此,未来中国与沿线国家的卫生合作需要增强合作的整体性、系统性和连续性,提升合作的质量和品牌效应。当前卫生合作多为双边合作,在对世界卫生组织和世界银行等国际组织的技术优势、权威性以及资金支持等方面,利用得还不够。

3. 资金筹集的不足

与沿线国家签署的双边或多边卫生合作谅解备忘录和倡议等的实施和落实需要引起重视。这些合作谅解备忘录和倡议往往因缺少实施计划和年度工作计划,或者缺少资金支持而难以落实。[②③④]

---

① 周穗明.21世纪民粹主义的崛起与威胁.国外理论动态,2016(10):1-11.

② 汪瑶,傅昌,陆姗,等."一带一路"国家间卫生合作意向、需求及优劣势分析.中国卫生政策研究,2018,11(10):51-55.

③ 王云屏."一带一路"连起健康之路.中国卫生,2016(3):7.

④ 杨洪伟."一带一路"构筑"健康丝路".中国卫生,2016(7):40-41.

第二节　中国抗微生物耐药治理政策建议

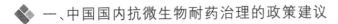

◆ 一、中国国内抗微生物耐药治理的政策建议

根据对中国抗微生物耐药治理的 SWOT 分析，并结合国际组织、重点国家的抗微生物耐药治理模式，为进一步加强中国抗微生物耐药治理工作，提出以下政策建议。

（一）建立强有力、跨部门的协调小组并确立各领域的专门协调机构

为实现"一个健康"的抗微生物耐药治理模式，需要多部门、多领域的参与，更需要多部门协调与领导，故统领多领域的国家抗微生物耐药治理组织机构的建设至关重要。

各重点国家都建立了跨部门的协调小组，负责协调、监督国家层面的抗微生物耐药治理。英国、美国、瑞士、南非等都有专门的机构负责协调各领域（动物、人类领域）跨政府活动。借鉴重点国家的做法，建立跨部门的协调小组并确立各领域的专门协调机构，将有利于领导、组织、协调中国多部门、多领域的抗微生物耐药治理，更好实现"一个健康"的治理目标。

在这样一个管理系统中，应当包括一个国家级多部门协调组，并建立一个技术工作组以支持其工作。在建立这一协调组时需要考虑以下关键点。

①政府支持。由于人类健康是控制抗微生物耐药的最终目标，可以考虑由卫健委来领导，由其他部门联合组建。

②行动赋权。行动小组应该被赋予足够的权利以确保他们的计划能够被实施。

③可问责。这个协调组应该对相关部长或政府的相关首脑负责。

④专项资金。有专项资金的支持可以提高组织的运行效率，最开始需要来自外部的资金，后期政府资金的介入可以尽早确保抗微生物耐药治理的政治"所有权"，并增加项目的可持续性。

⑤秘书处。如果有足够的专门人员和资金可用于支持行政活动，则可持续运营更有可能。

在此基础上，国家级多部门协调组、国家级联络员和技术工作组是该抗微生物耐药治理协调组织的主要组成部分。各组成部分的主要职责和任务如下。

1. 国家级多部门协调组

建立国家级多部门协调组的目的是监督以及协调关于抗微生物耐药治理的多部门活动。确保治理活动是一个系统、综合治理。确保治理行动与战略计划一致。该协调组的领导方式可以采取官方正式授权的方式。它的角色还可

以扩展到为抗微生物耐药治理提供政策建议以及筹备撰写抗微生物耐药治理的年度报告。还可以为治理相关的活动的规划和实施提供一个正式的平台。国家级多部门协调组可以提供一个信息共享的结构,以加强各部门之间的活动。

由于很多机构在抗微生物耐药治理过程中都有各自的责任,因此国家级多部门协调组的指导原则是寻找一个合适的方式来促进各项工作的落实并提供协同从而保证工作目标的实现。除此之外,该协调组还应该进行适当的整合,在卫生系统、公共卫生及与特定疾病相关的项目、动物健康部门及食品生产部门和与环境相关的项目中清晰地规定其角色和责任。

国家级协调组应该包括代表相关部门的成员,特别是卫生部门、动物健康部门、食品生产部门和环境部门。这些成员应该得到其所代表的部门的充分授权以进行决策。成员的数量应该在各部门的综合代表性和功能性之间进行平衡。

2. 国家级联络员

指定一个国家级抗微生物药物耐药联络员来协调卫生部门中抗微生物药物耐药的活动和工作。联络员应当做到以下几点:①针对抗微生物药物耐药的控制,建立持续的国家合作和国际合作;②找到利益相关者,促进具有兼容性的国家级多部门协调组的形成;③领导和协调抗微生物药物耐药控制国家行动计划的起草工作;④通过国家级多部门协调组,促进和监督该计划的执行、监控和评价;⑤在各利益相关者、各国家级多部门协调组成员及其赞助者、各部门以及学科之间,通过开展有效的交流和协调,保证常规的数据收集和信息共享;⑥为建立抗微生物药物耐药监测系统而协调国家活动,向全球抗微生物药物耐药性监测系统(GLASS)报告抗微生物药物耐药的流行趋势。

考虑到抗微生物药物耐药的复杂性(需要合作响应)以及多部门联合方式在国家层面治理抗微生物耐药的重要性,联络员应该具备良好的交流技能、号召能力、丰富的资源以及较强的管理技能。联络员将作为全国所有抗微生物药物耐药相关事务的主要联系人。

3. 技术工作组

国家级多部门协调组可决定成立一个技术工作组,该工作组获得执行特别任务的授权,如提供技术引入、开展形势分析或起草国家行动计划。

技术工作组的职能范围应由国家级多部门协调组来确立,包括明确具体的范围、职能和责任。这些职能通常是特定任务,多集中于那些被协调组决定作为国家特别关注的领域。当工作范围确定后技术工作组将作为一个国家级小组的形式,与必要部门的国家代表接触。技术工作组由国家级多部门协调组授权。因此,其应该定期向国家级多部门协调组报告和交流有关情况,这一点也将在其职权范围中进行规定。其活动可能包括起草技术建议和报告、帮助分析国家形势或参与国家行动计划的完善。

根据技术工作组的目的、范围和任务，技术工作组的成员资格可来自任何相关专业技术领域，可包括感染性疾病、微生物学、感染预防与控制、社会健康、食品和药品法规、监测系统、环境以及其他领域的专家。①

（二）进一步完善抗微生物耐药监测体系建设

中国已经建立了较为完善的监测体系架构，为实现全方位的抗微生物耐药监测提供了良好的结构保障。在此阶段，我国需要进一步考虑加强人用与兽用抗微生物药物使用和监测数据的联系，并对我国人类、动物的抗微生物耐药和抗微生物药物使用数据集进行审查，提高数据质量，从而更好建立"一个健康"监测。

同时，中国在监测网络建设中还未纳入基层医疗机构。中国各监测系统间乃至与国际监测系统尽可能采用协调一致的方法与分析技术，这将有利于最大限度地发挥其潜力，形成更广泛的证据基础。如英国的动物耐药性监测采用欧盟协调监测计划，采用欧盟立法规定的抽样框架，调查牲畜群体每年有代表性的细菌的抗微生物耐药情况。

（三）加强新诊断工具（快速诊断、诊断平台）、疫苗、新疗法的研发

积极的政策环境是抗微生物药物持续研发的动力之一；推动型激励政策致力于减少研发者的风险与研发成本。这些政策应主要作用于研发价值链的早期，可通过给予研发补助、基金资助、创建研发信息平台等措施实现。②

中国应借鉴重点国家的经验，通过市场进入奖励，基金资助等激励举措，有效解决市场失灵问题，促进抗微生物药物研发。同时借助中国中医药的优势，鼓励中医药替代疗法的研究，并在研发的重点和优先顺序上，考虑世卫组织制定的《全球抗微生物耐药"重点病原体"清单》。

（四）进一步重视抗微生物耐药治理的立法保障

中国的抗微生物耐药治理仍主要以政策性文件为主。瑞士和南非较为重视法律在抗微生物耐药治理中的重要作用；同时，可以发现，在抗微生物耐药的各个领域（包括人类、动物、农业等）的法案中，瑞士、南非都纳入了抗微生物耐药治理的相关内容，更好地体现了"一个健康"的思想。中国应借鉴其经验，重视法律在具体实施中的强制性，将抗微生物耐药的重要内容纳入各领域的法律

---

① WHO. Sample terms of reference for a national multisectoral coordinating group, for a national focal point and for a technical working group. Geneva: WHO, 2016.

② Smith R, Coast J. The true cost of antimicrobial resistance. British Medical Journal, 2013, 346: 1493.

法规中,更好地促进各领域的抗微生物耐药治理。

（五）在机构层面和国家层面完善感染防控策略

2016 年,世卫组织进一步更新,发表了新版的《卫生保健中感染预防与控制的核心组成部分》。中国应该继续响应世卫组织号召,在以下 8 个核心部分加强建设。

（1）感染防控项目。

在医疗机构需要配备一支训练有素的专业团队,国家层面应建立具有明确目标、职能和具体活动的国家感染防控计划,并且与其他相关的国家计划和专业组织挂钩。

（2）国家和机构层面感染防控指南。

应该开发循证指南,并在此基础上通过对相关医务人员的教育培训,落实指南的实施和依从性。

（3）感染防控的教育和培训。

通过参与式的基于团队和任务的培训策略（包括病床边和模拟培训）对所有医务工作者进行感染防控教育。国家层面感染防控计划应将防控人员的教育和培训作为其核心职能之一。

（4）院内感染监测。

进行机构内的院内感染监测以指导与感染防控相关的干预实施,并监测可能的疫情。将监测结果反馈给医务人员并通过国家监测系统上报给其他利益相关者。制订国家院内感染监测计划,包括建立及时的数据反馈机制和可用于机构间对标的监测网络。

（5）实施感染防控活动的多模式策略。

国家感染防控计划应通过全国或地方一级的多模式战略协调和促进感染防控活动的实施。机构内的感染防控活动的实施也应该采用多模式策略。

（6）监测和评价反馈。

通过感染防控标准定期对医疗卫生机构的感染防控活动进行监测、审核,其结果应该及时反馈给所有被审核者及其他相关医务人员。制订国家级的感染防控监测和评估计划,根据标准、计划和目标对现有活动进行评估。手部卫生的监测与反馈应被视为国家层面的关键绩效指标。

（7）机构层面的工作量、人员配置和床位情况。

关键点包括:①床位占用率不应超过机构的标准容量;②应根据患者的流量适当分配医护人员的人员配备水平。

（8）在机构层面建立感染防控的环境,准备感染防控的材料和设备。

患者护理活动应在清洁、卫生的环境中进行,还应包括关于手消毒基础设施和服务的所有要素以及适当的感染防控材料和设备。在进行诊疗活动时应当可以随时获得用于进行适当手部卫生的材料和设备。[①]

（六）把专业人员教育培训、提高公众对抗微生物耐药的认识作为工作重点

中国作为人口大国和抗微生物药物消费大国，仍需要将提高公众对抗微生物耐药的认识作为工作重点。这也是目前国际重点研究、发展中国家正在着力解决的问题。在具体的措施方面，需要加强相关媒体，例如国家广播电视总局的宣传引导作用，统筹广播电视报刊媒体及其所属新媒体开展宣传并扩大宣传覆盖面，更广泛地普及抗微生物药物合理应用知识。在具体的宣传内容上可以借鉴世卫组织制定的世界提高抗微生物药物认识周以及欧洲提高抗生素药物认识宣传日的内容并进行合理的本土化调整。

在对专业人员的教育培训方面，需要加强在医疗实践以及养殖环节安全用药指导，特别是抗微生物药物安全使用指导，落实对各项现有的指南（如《兽用抗菌药临床使用指南》《抗菌药物临床应用指导原则（2015 版）》等）中要求的专业人员培训，并积极根据新的循证证据调整和更新现有的指导，同时制订相关支持措施确保医务人员以及农业养殖人员对指南的依从性。

（七）加强在农业、环境和教育领域的抗微生物耐药治理

专题小组和访谈专家提出人类健康与生态系统健康紧密相关，且生态环境对新发传染病的发生和流行有重要影响，因此重点强调农业、环境和教育领域的抗微生物耐药治理优先级和赋权，保证抗微生物耐药治理人力、财力和物力资源的支撑，促进在农业、环境和教育领域遏制微生物耐药的实践行动计划的实施。

◆ 二、中国参与全球抗微生物耐药治理的政策建议

各重点国家和国际组织在全球抗微生物耐药治理的多双边合作方面有比较丰富的经验，典型合作机制包括由欧盟委员会和美国卫生与人类服务部共同主持跨大西洋抗生素耐药性专题小组，其成员还包括加拿大和挪威以及新加入的瑞士等；英国的全球创新基金、经度奖、弗莱明基金等用以支持全球抗微生物耐药相关的实践及研发工作；以及包括重点国家如南非、瑞士、英国在内的抗微生物耐药联合倡议组织；除此之外，美国还积极向不发达国家和发展中国家提供技术援助，印度也积极参与世卫组织倡导的 GLASS 建设。

中国目前通过国际抗微生物药物耐药性部长级会议（如金砖国家、G20）、领导人对话、论坛等形式积极与其他国家（如日本、韩国等）和国际组织（世卫组织、联合国粮农组织、世界动物卫生组织、欧盟等）进行多双边合作；其他如卫生

---

① WHO. Guidelines on Core Components of Infection Prevention and Control Programmes at the National and Acute Health Care Facility Level. Geneva：WHO，2016：30-74.

部门高层互访的双边合作(如与荷兰);基于资助项目形式的合作(如与英国、瑞典、法国);除此之外,中国还通过制定协议、会议的形式与无国界医生组织进行抗微生物耐药方面的合作。特别指出,中国还积极响应世卫组织的号召向非洲不发达国家提供致力于传染病防治的国际援助。

在"一带一路"倡议的历史机遇期,中国还应该从以下方面加深在抗微生物耐药治理领域的多双边合作,以更好地体现大国责任。

(一)确定中国的全球抗微生物耐药治理战略

从欧盟、美国及其他发达国家的相关经验来看,从整体层面上设计全球抗微生物治理的战略,有助于厘清治理中所面临的挑战和所要实现的目标,并能更好地协调抗微生物耐药治理与其他议题之间的关系。从 1963 年中国第一次派出援外医疗队开始,中国实际参与全球卫生治理已有 50 多年。和世界卫生组织等国际机构也开展了良好的合作。2017 年 1 月,习近平主席在对瑞士进行国事访问期间,还访问了世界卫生组织总部,这是中国的党和国家最高领导人首次访问该组织,体现了中国对国际卫生合作和全球卫生治理的高度重视。访问期间,中国和世界卫生组织正式签署了关于"一带一路"卫生领域合作的文件,具有积极的示范意义。就中国全面参与全球抗微生物治理来说,今后还需要形成全球抗微生物耐药治理战略。这样,将使中国的全球抗微生物耐药治理政策更系统化,也更有助于宣传中国的治理主张和治理贡献。

(二)履行世卫组织提出的各项倡议,并支持抗微生物药物耐药性全球行动计划

目前,世卫组织在抗微生物耐药全球治理方面进行了如下重点工作,并且需要成员国的积极响应:①与联合国粮农组织和世界动物卫生组织共同开发了宣传教育材料,并鼓励成员国积极开展针对本国情况的宣传教育活动;②建立全球抗微生物药物耐药性监测系统并鼓励成员国参与。对于中国来讲,健全抗微生物耐药监测网络和加强抗微生物耐药的宣传教育是中国遏制细菌耐药行动计划(2016—2020 年)的关键目标之一。中国应该充分利用"世界提高抗微生物药物认识周"和全球抗微生物药物耐药性监测系统的契机,结合本国的实情,积极与世卫组织合作,在履行世卫组织提出的各项倡议的基础上,致力于解决中国的问题。通过对专业人员教育、培训以及通过媒体宣传、抗微生物药物宣传日等方式提高公众的抗微生物耐药意识。在卫生援助领域,中国可以积极响应世卫组织针对特定项目和特定地区的援助倡议,特别是就共同关注的项目和地区,开展联合卫生救助。此外,具体到对非援助项目,中国不仅要与当地政府合作,也要适当加强与国际多边组织的联系和合作,避免出现浪费资源的现象。

(三)积极与世卫组织合作建立世卫组织抗微生物耐药在华合作中心

目前,在 80 个成员国中有 800 个以上的世卫组织合作中心,与世卫组织一

同从事护理、职业卫生、传染病、营养、精神卫生、慢性病和卫生技术等领域的工作。其中，西太平洋区共 190 个合作中心，集中在 10 个成员国，主要包括中国、澳大利亚、日本和韩国等，中国居首位，有 66 个。

世卫组织在华建立合作中心是中国与世卫组织合作的主要机制之一，是与卫生组织技术合作的方式，促进中国医药卫生事业的发展和为世卫组织提供可借鉴的经验。其主要内容是推广先进的适宜技术，防治严重危害人民健康的重大疾病和开展卫生体制等方面的研究。在华合作中心作为中国与世卫组织开展卫生技术合作的窗口，无论是在促进国际国内卫生技术交流，还是人员培训等方面都发挥了积极的示范作用，现成为促进中国医学科学现代化和早日实现人人享有卫生保健（PHC，Primary Healthcare）目标的一支重要力量。同时，这也是中国参与全球卫生治理的主要手段之一。

世卫组织设立合作中心是建立全球抗微生物监测系统的重要机制。鉴于中国的世卫组织合作中心在其他卫生领域已积累了较为丰富的运行和合作经验，但在抗微生物耐药领域目前除了位于中国香港的一家合作中心之外，并没有更多的在华合作中心建立。因此，中国应该积极与世卫组织合作，争取能够建立更多的抗微生物监测系统在华合作中心，为全球抗微生物耐药监测系统的建立贡献更多的中国经验。①

（四）强化中国在抗微生物耐药治理方面的经验输出

中国国内在卫生领域取得的成就是全球卫生治理的典范，同时在抗微生物耐药治理过程中也积累了很多经验，在参与全球抗微生物耐药治理过程中，中国可以从单纯的项目援助形式转变为注重发展经验的对外输出。国情不同以及民族特色使全球各地区民众在长期的抗微生物耐药治理过程中积累了丰富的地方性知识，在开展抗微生物耐药治理尤其是针对发展中国家的卫生援助行动中，要注意结合被援助地区的本土性文化特征和区域卫生发展状况，致力于研究和实施中国经验的"异地性融合"。在合作形式上可以借鉴印度在抗微生物耐药信息共享方面的经验，为合作伙伴建立一个关于抗微生物耐药的年度论坛，以分享信息并为优先耐药菌耐药性活动协调调动资源。

（五）学习发达国家合作项目管理经验，完善中国在抗微生物耐药领域项目资助体系

西方发达国家以及其他多边组织、私人部门已经广泛参与全球抗微生物耐药治理，在发展项目的设计和管理上都拥有丰富的经验，包括像英国的全球创新基金、经度奖、弗莱明基金等用以支持全球抗微生物耐药相关的实践及研发

---

① 鲁雅.利益相关者分析视角下世卫组织在华合作中心管理策略研究.北京：北京协和医学院，2016.

工作,既为全球服务,也为招揽人才和技术进步。与此相对,中国以往参与全球卫生治理主要采取的是以派遣援外医疗队为主的双边合作方式,较少涉及多边协调合作,更少涉及公私合作。因此,中国可以充分利用世界卫生组织的组织与协调作用,加强与其他双边和多边组织在全球抗微生物耐药治理领域的信息交流与合作。尤其是在与多边机构合作过程中,学习有关合作项目的管理经验,可以弥补中国在相关对外合作项目支持方面尚存的欠缺。另外,鉴于全球卫生发展援助面临的资金来源的高度不确定性,抗微生物耐药治理援助项目需要从制度设计到项目实施两个阶段开展多方的跟踪讨论与合作,以实现资源利用效率的最大化目标。

在具体的资助领域,根据国际经验,应将重点放在以下方面:①加强基于实验室的抗微生物药物的耐药性监测,并将对其他地区的实验室能力进行全面评估;②提高当地的监测能力;③共享和分析紧急和严重威胁的病原体的细菌耐药性模式;④开发病原体鉴定和分析生物信息学测序流程;⑤向不发达国家和发展中国家提供必要的技术援助,以提高它们检测和有效应对抗微生物耐药的能力,保证其抗微生物药物的安全与供应,使其获得有质量保证的、安全及有效的抗微生物药物。

(六)积极探索与发达国家和发展中国家的三方合作模式,扩展中国在海外开展抗微生物耐药治理项目的资金来源渠道

由于发达国家仍然是当前全球卫生治理的重要资金来源,除了依托双边机构之外,中国还可以积极探索与发达国家的三方合作,也可以考虑和国际多边机构就卫生援助资源的提供方式和规模达成共识并共同加以推动。结合发达国家和国际上比较成熟的多边机构的技术与资金优势,吸引其他发展中国家和地区与中国共同开展卫生发展项目合作,从而弥补中国在资金投入上的不足,扩展中国在海外开展的卫生发展项目的资金来源渠道①。

(七)积极鼓励私人部门和民间团体参与抗微生物耐药全球治理

为了增强在全球卫生治理多种平台上的话语权,中国可以培育和鼓励国内私人部门参与国外卫生治理行动,最大限度地调动国内私人部门参与全球卫生治理的积极性,并拓宽私人部门参与卫生治理的渠道。私人部门参与全球卫生治理具有巨大的潜力和可行性,当前公共部门和私人部门之间在应对全球性问题上存在着良好的合作氛围,适宜在全球卫生治理进程中培育新型的伙伴关系。近年来,中国慈善组织开始走出国门,走入非洲、东南亚直接开展适应当地需要的卫生发展慈善项目。例如,2014 年 1 月,海南成美慈善基金会启动尼泊

① 刘长君,高英彤.欧盟全球卫生治理战略论析——兼论中国参与全球卫生治理.国际展望, 2017,9(2):95-113.

尔妇女儿童健康项目。这表明中国民间社会团体有意愿也有能力参与全球卫生治理,政府需要考虑的是如何有效调动这种民间意愿,整合民间力量共同开展对外卫生发展援助工作。建立和促进国际公私伙伴关系,对于鼓励开发新疗法,开发尖端诊断、疫苗,探索针对耐药菌的药物有着重大的作用,在具体的合作形式上可以采用签署意向书/备忘录、展开合作活动的方式。

(八) 重视全球抗微生物耐药治理中的人才储备建设

鉴于在以往中国开展的对外卫生援助项目中,参与者主要以医护人员为主,援助项目的专业管理人员较为缺乏,以及目前国内对全球卫生治理和发展的研究相对薄弱,相关的研究机构也尚处在起步阶段。因此,中国可以构建和打造基于自身卫生发展经验的,集理论研究、项目开发和管理、医护实践和操作于一体的卫生发展援助人才战略储备体系,加大对参与全球卫生治理的医疗技术人才和援外项目管理人才的培训和储备,培养具有丰富的全球卫生知识和实践经验的优秀人才,特别是抗微生物耐药全球治理的优秀人才,为中国参与全球抗微生物耐药治理提供人才支撑,进而提升中国的国际形象和软实力。

◆ 三、中国参与抗微生物耐药全球治理的角色

(一) 国际抗微生物耐药咨询专家角色

在国际组织的耐药治理过程中,专家成员起着至关重要的作用。由联合国副秘书长和世卫组织总干事作为联合主席成立的机构间协调小组的成员均来自利益相关机构的专家和独立个人。只有 3 位机构间协调小组成员作为共同召集人来指导和推动小组工作。除此之外,直接对世卫组织总干事提供咨询的抗微生物耐药技术咨询组也是由来自各国的专家成员构成。目前,中国在这些组织的全球抗微生物耐药治理工作中发挥着作用,包括来自中国国家食品安全风险评估中心的陈君石院士,作为机构间协调小组 3 位共同召集人之一。来自该机构的吴永宁教授也是抗微生物耐药技术咨询组的成员之一。[①]

(二) 国际抗微生物耐药监测合作者角色

2015 年世卫组织成立了全球抗微生物药物耐药性监测系统(GLASS),将其作为制订抗微生物耐药全球计划的战略目标之一:通过监测和研究加强抗微生物耐药的相关知识。GLASS 的实施由世卫组织的抗微生物耐药监测和质量评估合作中心网络提供支持。该网络包含了 20 个世卫组织合作中心,其中一家位于中国香港大学公共卫生学院——世卫组织传染病流行病与控制合作中

---

① World Health Organization. Strategic and Technical Advisory Group (STAG) on antimicrobial resistance. [2020-05-29]. https://www.who.int/antimicrobial-resistance/events/stag/en/.

心。中国中心在 GLASS 实施中的作用是与位于丹麦的世卫组织食源性致病菌和基因组学抗微生物耐药合作中心共同支持世卫组织建立国家食源性疾病监测和应对系统的能力。中心工作包括作为研究中心提高诊断工具进行测序的能力;加强国际和国家/地区实验室的能力;加强对食源性疾病中抗微生物耐药的知识和实施的指导;通过开展活动,为检测和报告多黏菌素耐药性开展技术指导;领导建立能够提供异常抗微生物耐药测试的超国家实验室网络,支持和发展该网络。①

(三)国际抗微生物耐药援助者角色

2010—2012 年中国积极参与国际卫生和发展平台建设,向多边机构捐助达 2.85 亿美元。中国政府正在稳步增加对外(尤其是对最不发达国家)的技术和经济援助,通过派出医疗队、捐助医疗设备和药品、援建医疗机构、培训卫生人员等方式,帮助这些国家解决本国卫生问题。近些年,合作已拓展到疟疾控制等疾病防控项目。中国在应对西非埃博拉的院感预防控制过程中坚定发挥了国际领导力,向暴发疫情的西非三国提供了价值超过 1.2 亿美元的物资援助,并向疫区派出近 1200 名医务人员。中国医学专家还为非洲 9 国共计 1.3 万名当地医疗护理人员进行了埃博拉治疗的培训。为全球公共卫生治理贡献了中国力量。②

(四)国家抗微生物耐药治理经验输出者角色

中国国内在卫生领域取得的成就是全球卫生治理的典范。在参与全球卫生治理过程中,中国可以从单纯的项目援助形式转变为注重发展经验的对外输出。其中,欧盟与中国的战略合作,就体现了这一良好思路。欧盟与全球主要参与者和战略国家(如巴西、中国、印度)进行接触,通过共享最佳实践成果,为实现世卫组织抗微生物耐药全球行动计划的目标提供经验并做出贡献,从而激励欧盟以外国家的行动。③

◆ 四、中国在抗微生物耐药治理中可能的突出贡献

(一)新抗微生物药物的研发和制造方面的可能突出贡献分析

1. 中国政府创新投入稳步增加

2017 年中国研发经费投入总量为 17500 亿元,比 2016 年增长 11.6%,增

---

① World Health Organization. WHO AMR Surveillance and Quality Assessment Collaborating Centres Network. [2020-05-29]. https://www.who.int/glass/collaborating-centres-network/en/.

② 高良敏,景军,程峰.由援助到共融:从抗击埃博拉看中国参与全球健康治理的变迁.中国卫生政策研究,2016,9(1):45-51.

③ European Commission. A European One Health Action Plan against Antimicrobial Resistance (AMR). Luxembourg:European Commission,2017.

速较上年提高 1 个百分点。研发经费投入强度(研发经费与国内生产总值之比)为 2.12%,较上年提高 0.01 个百分点。从研发活动类型来看,2017 年中国基础研究经费为 920 亿元,比上年增长 11.8%;基础研究占研发经费的比重为 5.3%,较上年提高 0.1 个百分点。从研发活动主体来看,2017 年企业研发经费为 13733 亿元,比上年增长 13.1%,连续 2 年实现两位数增长;政府属研究机构和高等学校研发经费分别为 2418.4 亿元和 1127.7 亿元,分别比上年增长 7% 和 5.2%。横向看,中国研发经费投入强度连续 4 年超过 2%,虽然和经济合作与发展组织(OECD)国家 2.40% 的平均水平还有距离,但已经超过欧盟 15 国 2.08% 的平均水平。东部发达地区已进入创新驱动阶段[①]。

新药专项针对抗耐药菌药物研发立项支持课题 91 项,投入总经费 2.8 亿元。"十一五"期间支持"抗感染平台建设"和新品种研发等多个项目;"十二五"期间设立了"创新抗耐药抗菌药物的研制及重大品种的综合技术提升"和"新型抗 G-耐药菌新药的研发"等研发项目。

中国药企引进海外在研产品分析:2007—2017 年 90 项中国药企引进海外在研产品(通过专利许可、共享权益等方式引入国际创新研发项目)。从项目所处阶段来看,中国药企引进的项目集中在中早期,II 期之前的项目占 80%。90 项在研新药授权交易案例中,明确可知首付款的交易共 28 项。其中,2 项为无偿引进,2 项首付款为 0。在剩余可查首付款的 24 项交易中,首付款在 50 万～1300 万美元之间,其中,少于 100 万美元占 17.39%,100 万～500 万美元占 60.87%,超过 500 万美元占 21.74%。

研究专项成立以来,抗耐药菌药物创新成果突出,已获得新药证书 10 件,临床批件 8 件,并在 1 类创新药物上有所突破。2016 年 11 月,高度耐药"超级细菌"感染的 1.1 类新药"苹果酸奈诺沙星胶囊"已获批上市。该新药由国家重大新药创制专项支持的复旦大学附属华山医院药物临床试验质量管理规范(GCP)平台负责牵头完成 I 期—III 期临床试验及疗效评价。"苹果酸奈诺沙星胶囊"是新型无氟喹诺酮药物,该药是第一个按感染单病种选择目标适应证开展临床研究的抗耐药菌感染新药;也是第一个在国内将群体药代动力学(PPK)和药代动力学/药效学(PK/PD)及基于模型药物研发(MBDD)等临床药理学关键技术应用于抗耐药菌新药 I 期—III 期临床试验中,为该药上市后的临床合理应用和减少细菌耐药性产生提供了科学依据;还是首个正式通过临床自查核查并被批准上市的药品。该药的临床试验率先按国际规范化要求,在给出最优方案的同时还针对特殊人群制订给药方案,使药物临床应用更为合理,并有望进入国际市场。

---

① 张翼.我国研发经费投入强度创新高.光明日报,2018-02-14.

2. 国际社会在新型抗微生物药物的研发方面存在严重不足

新型抗微生物药物研发周期长、风险高、投资回报率低,需要政策长期支持。对多重耐药革兰氏阴性菌,可供临床选择的抗微生物药物很少,且没有有希望的候选药物处于研发阶段,而中国目前已检出 3 株多重耐药细菌,这对公共健康构成威胁。临床试验是新型抗耐药菌药物研发的关键环节和难点,耐药菌病例数如需达到相关要求很困难且不符合风险效益评价。需要制定抗耐药菌药物的相关支持政策,以鼓励企业参与研发投入。如 2016 年 3 月欧洲药品管理局(EMA)实施了优先药物计划(PRIME),2018 年 5 月 EMA 发布了报告 *Two Years of PRIME*,总结了 PRIME 实施两年的情况:EMA 已经接收并评估了 177 个该计划资格要求的申请,平均每月接收数量为 8 个,其中 36 个已被接受,其中只有 2 个为抗感染性疾病药物。

抗感染药物(包括抗菌药、抗真菌药、抗原生动物药和抗病毒药等)是世界第三大药物市场,仅次于中枢神经系统药物和心血管药物市场。但是,20 世纪 90 年代以来,新结构类别抗菌药的研发速度十分缓慢;而且,许多大型制药企业对抗菌药研发的资金投入量明显下降,并逐步将自身的抗菌药研发单元剥离出去。

一方面,抗菌药有正外部性——当个体按照处方合理使用抗菌药时,其所患疾病被治愈,从而防止将疾病传染给其他人,这样生产商则不能够生产足量的抗菌药而无法获取最大利润。另一方面,抗菌药也有负外部性——由于抗菌药的滥用,导致部分细菌产生耐药性,而其他个体一旦感染耐药菌将无法使用同种类的抗菌药进行有效治疗。

2017 年美国仍是最活跃的新型抗菌药市场,52 种新产品中有 35 种在美国获批(67%),其他国家和地区批准的药物数量与美国相比则明显偏少,欧盟批准 8 种,日本批准 3 种,其他国家和地区(加拿大、韩国、俄罗斯、阿根廷和印度等)仅有 1 种药物获批①。

3. 中国中医药和制造业的优势

中医药(民族医药)是中国各族人民在几千年生产生活实践和与疾病做斗争中逐步形成并不断丰富和发展的医学科学,为中华民族的繁荣昌盛做出了重要贡献,对世界文明进步产生了积极影响。中国中医科学院目前正在研究中医药解决抗微生物耐药和替代疗法。一方面,正在对已经上市的具有抗微生物作用的中药进行再评价,形成抗微生物药物的替代治疗方案,并将发布临床指南、临床路径;另一方面,正在研究具有抗微生物作用的中药新药。除此之外,目前,中国制造业全面开放的格局已经形成并不断深化,2015 年,中国医药保健

---

① 冯晶晶,王小万,崔月颖.欧洲促进新抗菌药物研发的措施及经验.中国药房,2014,25(1):7-9.

品进出口额突破千亿美元大关,达到 1026 亿美元,对外贸易顺差 102 亿美元。中国医疗器械企业作为"后起之秀",市场稳定发展。[①]

4. 中国可能的突出贡献

根据以上分析,中国政府目前正在稳步增加对研发的经费投入,但在国际社会的新型抗微生物药物研发存在明显不足的现实状况的基础上,结合中国在中医药领域的优势,我们认为中国可以在以下方面做出较为突出的贡献。

(1)研发方面。加大新型抗微生物药物的研发力度,制订更加适宜的鼓励政策,借助中国中医药的优势,拓展中药、中医替代抗微生物药物运用的研究,为目前无新型抗微生物药物可用而担忧的全球形势做出贡献。

(2)提高公众对抗微生物耐药的认识和理解方面。借助中国大量的专业人力资源,开发新宣传材料与形式,开展抗微生物耐药宣传教育。

(3)抗微生物耐药相关监测与评价方面。继续扩大原有优势,做大做强,尤其是在遏制抗微生物耐药相关知识、证据产生方面,有更多的创新与贡献。

(4)以可负担的价格,将中国制造的疫苗、抗微生物药物和相关的医疗器械供应到全球市场,等等。

以上都需要全领域规划与合作才能在实质上引领全球,包括制订抗微生物耐药治理工作计划,制订详细的成果指标,每年发布进展报告等。

(二)"一带一路"中的可能突出贡献

目前,中国已经与 81 个国家和地区组织签署了 118 个卫生计生合作协议,同时,卫生合作也被纳入中美、中俄、中英、中法、中以、中印尼等国家政府间高级别人文交流机制。合作领域从传染病防控、突发公共卫生事件和卫生政策交流等,逐步扩展到人力资源培训、灾害应急救援、医院管理合作、传统医药、公共卫生体系和医疗服务体系合作、医药产品贸易等领域,并且呈现蓬勃发展之势。

从收入情况上看,目前"一带一路"沿线高收入国家人口 3 亿,仅占 6.9%,沿线仍然以中低收入国家为主。[②③] 根据中国目前在抗微生物耐药领域具备的部分优势,依托"一带一路"的历史机遇,中国可以从以下方面对全球抗微生物耐药做出贡献。

1. 建立可持续的对话机制,积极向沿线国家提供援助

通过分享中国抗微生物耐药治理的经验教训,为其他国家传染病预防控制体系提供技术和资金援助。在发生突发事件时提供支持,支持其他发展中国家解决与抗微生物耐药相关的卫生问题。

---

① 邱海峰. 中国制造业全面开放惠全球. 人民日报海外版,2018-05-01.
② 王云屏."一带一路"连起健康之路. 中国卫生,2016(3):7.
③ 杨洪伟."一带一路"构筑"健康丝路". 中国卫生,2016(7):40-41.

2. 支持中低收入国家的抗微生物药物耐药监测网络基础建设

支持中低收入国家的,特别是低收入国家的,抗微生物药物耐药监测网络基础建设,并在此基础上建设"一带一路"区域抗微生物耐药监测系统。

加强抗微生物药物耐药和抗微生物药物使用的监测,建立区域化的抗微生物耐药监测系统。增加抗微生物耐药监测网络建设投入,促进人、动物及环境中抗微生物耐药的信息共享。建立完善的抗微生物耐药监测的信息化标准规范体系,强化标准规范的建设和应用管理。借鉴欧盟和世卫组织的抗微生物耐药监测网络建设,建立区域化的抗微生物耐药监测系统,巩固现有的抗微生物耐药监测与报告体系,并在适当的时候逐步从区域化向国际化扩充。

参考文献

[1] WHO. Antimicrobial resistance[EB/OL]. [2020-05-29]. https://www. who. int/news-room/fact-sheets/detail/antimicrobial-resistance.

[2] WHO. Global action plan on antimicrobial resistance[C]. Geneva：World Health Organization,2015.

[3] O'NEILL J. Tracking drug-resistant infections globally：Final report and recommendations[M]. London：U K Government and the Wellcome Trust,2016.

[4] Centres for Disease Control and Prevention. Antibiotic Resistant threats in the United States[M]. Washington,D C：US Department of Health and Human Services,2013.

[5] SMITH R, COAST J. The true cost of antimicrobial resistance[J]. British Medical Journal,2013,346：1493.

[6] LLOR C, BJERRUM L. Antimicrobial resistance：Risk associated with antibiotic overuse and initiatives to reduce the problem[J]. Therapeutic Advances in Drug Safety,2014,5(6)：229-241.

[7] LI Y. China's misuse of antibiotics should be curbed[J]. British Medical Journal,2014,348：1083.

[8] YAN X,YANG Y. The analysis of international relations[M]. Beijing：Peking University Press,2013.

[9] 焦怡琳,杨曦,秦宇,等. 对中国全球健康战略的思考[J]. 中国公共卫生管理,2015(2)：127-130.

[10] 国家卫生和计划生育委员会.遏制细菌耐药国家行动计划(2016—2020年)[R].北京：国家卫生和计划生育委员会,2016.

[11] 詹姆斯·N.罗西瑙.没有政府的治理[M].张胜军,刘小林,等译.南昌：江西人民出版社,2001.

[12] 蔡拓.全球治理的中国视角与实践[J].中国社会科学,2004(1)：94-106.

[13] WHO. Global action plan on antimicrobial resistance: Two years of progress [EB/OL]. [2020-05-29]. https://www. who. int /docs / default-source /searo /amr /who-amr--gap-2-years-progress--advocacy. pdf? sfvrsn＝bcd7ae64_2.

[14] WHO. Global antimicrobial resistance surveillance system manual for early implementation[M]. Geneva: WHO, 2015.

[15] WHO. National antimicrobial resistance surveillance systems and participation in the Global Antimicrobial Resistance Surveillance System (GLASS): A guide to planning, implementation, and monitoring and evaluation[M]. Geneva: WHO, 2016.

[16] WHO. Integrated surveillance of antimicrobial resistance in foodborne bacteria: Application of a One Health Approach[M]. Geneva: WHO, 2017.

[17] WHO. Critically important antimicrobials for human medicine[M]. 6th ed. Geneva: WHO, 2018.

[18] WHO. WHO guidelines on use of medically important antimicrobials in food-producing animals[M]. Geneva: WHO, 2017.

[19] WHO. Antibacterial agents in clinical development: An analysis of the antibacterial clinical development pipeline, including tuberculosis[M]. Geneva: WHO, 2017.

[20] WHO. Strategic and Technical Advisory Group (STAG) on antimicrobial resistance [EB/OL]. [2020-05-29]. https://www. who. int /antimicrobial-resistance /events /stag /en /.

[21] WHO. WHO AMR surveillance and quality assessment collaborating centres network [EB/OL]. [2020-05-29]. https://www. who. int / glass /collaborating-centres-network /en /.

[22] European Commission. A European one health action plan against Antimicrobial Resistance (AMR)[M]. Luxembourg: European Commission, 2017.

[23] CDC. Transatlantic Taskforce on Antimicrobial Resistance (TATFAR) actions & recommendations [EB/OL]. [2020-05-29]. https://www. cdc. gov /drugresistance /tatfar /tatfar-recomendations. html.

[24] European Centre for Disease Prevention and Control. European antimicrobial resistance surveillance network[EB/OL]. [2020-05-29]. http://ecdc. europa. eu /en /activities /surveillance /EARS-Net /Pages /

index. aspx.

[25] European Centre for Disease Prevention and Control. European surveillance of antimicrobial consumption [EB/OL]. [2020-05-29]. http://ecdc. europa. eu/en/activities/surveillance/ESAC-Net/Pages/index. aspx.

[26] Department of Health. UK five year antimicrobial resistance strategy 2013 to 2018[M]. London:Department of Health,2013.

[27] Government of India. National action plan on antimicrobial resistance (2017—2021) [R/OL]. [2020-05-29]. http://www. ncdc. gov. in/WriteReadData/linkimages/AMR/File645. pdf.

[28] Taskforce for Combating Antibiotic Resistant Bacteria. National action plan for combating antibiotic resistant bacteria 180 days report[R]. Washington: The Presidential Advisory Council on Combating Antibiotic Resistant Bacteria,2015.

[29] GOFF D A,KULLAR R,GOLDSTEIN E J C,et al. A global call from five countries to collaborate in antibiotic stewardship: United we succeed,divided we might fail[J]. The Lancet Infectious Diseases, 2017,17(2):56-63.

[30] Department of Health. UK 5 year antimicrobial resistance (AMR) strategy 2013—2018 annual progress report, 2016 [R]. London: Department of Health,2017.

[31] National Centre for Disease Control. Current status of AMR programme (2015—2016)[R]. New Delhi:National Centre for Disease Control,2016.

[32] National Department of Health. Implementation plan for the antimicrobial resistance strategy framework in South Africa: 2014—2019[R]. Pretoria:National Department of Health of the Republic of South Africa,2015.

[33] National Centre for Disease Control. Country response for Containment of Anti-Microbial Resistance(AMR): Status report[R]. New Delhi: National Centre for Disease Control,2017.

[34] Indian Council for Medical Research. Annual report 2015—2016[R]. New Delhi:Indian Council for Medical Research,2016.

[35] Centers for Disease Control and Prevention. NARMS 2015 integrated report[R]. Atlanta:Centers for Disease Control and Prevention,2015.

[36] 汪瑶,傅昌,陆姗,等."一带一路"国家间卫生合作意向、需求及优劣势分析[J].中国卫生政策研究,2018,11(10):51-55.

[37] 周穗明.21世纪民粹主义的崛起与威胁[J].国外理论动态,2016(10):1-11.

[38] 王云屏."一带一路"连起健康之路[J].中国卫生,2016(3):7.

[39] 杨洪伟."一带一路"构筑"健康丝路"[J].中国卫生,2016(7):40-41.

[40] SMITH R,COAST J. The true cost of antimicrobial resistance[J]. British Medical Journal,2013,346:1493.

[41] 鲁雅.利益相关者分析视角下世卫组织在华合作中心管理策略研究[D].北京:北京协和医学院,2016.

[42] 刘长君,高英彤.欧盟全球卫生治理战略论析——兼论中国参与全球卫生治理[J].国际展望,2017,9(2):95-113.

[43] 高良敏,景军,程峰.由援助到共融:从抗击埃博拉看中国参与全球健康治理的变迁[J].中国卫生政策研究,2016(1):45-51.

[44] 冯晶晶,王小万,崔月颖.欧洲促进新抗菌药物研发的措施及经验[J].中国药房,2014,25(1):7-9.

[45] 邱海峰.中国制造业全面开放惠全球[N].人民日报海外版,2018-05-01.

抗微生物耐药全球治理模式及中国启示

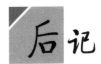
后记

尽管传染性疾病已经不再是全球疾病负担的主要因素。但近年来频发的国际传染病暴发流行情况，尤其是最近在全球暴发的新型冠状病毒疫情，让我们深刻地意识到，在无药可医的传染性疾病面前，人类的生命是多么的脆弱。

抗生素作为对抗细菌感染性疾病的特效药，20世纪40年代投入治疗以来，挽救了数以亿计的生命，并重塑了我们的生活和疾病救治的手段，让我们不再惧怕感染带来的高致死率。然而，抗微生物耐药的出现使得本来可以控制的感染疾病可能再次变得无药可医。与新发的传染病不同的是，我们现在可以提前行动来遏制抗微生物耐药的发生和传播，延缓人类重新进入面对传染性疾病无药可医的局面。

尽管笔者尝试总结了全球主要组织、各个重点国家和中国在抗微生物耐药国家治理规划、治理行动、国内外合作机制以及取得的成效方面的内容，并通过SWOT分析和专家访谈的内容对中国在抗微生物耐药治理中的角色、责任和未来重点方向进行了梳理，但随着抗微生物耐药形式和国际环境的变化，如何长效地吸取各个国家的经验并结合我国实际情况，探索出高效、可持续的抗微生物耐药治理模式还有一段很长的路要走。笔者提出的建议也只是很小的一个部分。

希望本书的内容能够帮助读者了解全球主流的抗微生物治理模式及其工作方式，并引发更多的更深入的思考，共同解决这一未来或将面临的严重的公共卫生威胁。